常用空气潜水技术及其应急救援

主　编　　牛海军　糜漫天

副主编　　伍贤雄　李建华

参编人员　袁亚飞　易　龙　李成柱

插　图　　袁亚飞　伍贤雄

 中国商业出版社

图书在版编目(CIP)数据

常用空气潜水技术及其应急救援/ 牛海军,糜漫天主编. —— 北京 : 中国商业出版社,2022.1
　　ISBN 978－7－5208－1968－8

　　Ⅰ.①常… Ⅱ.①牛…②糜… Ⅲ.①潜水事故－水上救护－普及读物 Ⅳ.①R846－49

　　中国版本图书馆 CIP 数据核字(2021)第 251049 号

责任编辑:李 飞

(策划编辑:蔡 凯)

中国商业出版社出版发行

(www.zgsycb.com　100053　北京广安门内报国寺 1 号)

总编室:010－63180647　编辑室:010－83114579

发行部:010－83120835/8286

新华书店经销

北京广达印刷有限公司印刷

*

787 毫米×1092 毫米　16 开　12.5 印张　260 千字

2022 年 1 月第 1 版　2022 年 1 月第 1 次印刷

定价 60.00 元

*　　*　　*　　*

(如有印装质量问题可更换)

前　言

　　常用空气潜水技术及其应急救援,是救援人员利用空气潜水技术,对水下或水面遇险人员,进行应急救援的一种有效形式。常用空气潜水,包括管供式空气潜水和自携式空气潜水,本质都是利用压缩空气,为潜水员提供源源不断的气源,保证潜水员能够在水下进行正常作业。当前,尽管空气潜水变得越来越普及,但大部分潜水员只停留在能保证自身安全,却无法实施应急救援的阶段。

　　2015 年 6 月 1 日晚,发生在湖北监利"东方之星"的沉船事故,以及武汉长江航道救助打捞局对此次事故的潜水救援,使人们开始重新审视潜水应急救援的重要性。李克强总理在"东方之星"救援现场指出:"生命大于天,第一要务是争分夺秒救人。"因此,针对突发、具有破坏力的紧急事件,能采取迅速、准确和有效的措施,对各类事故、灾害或事件,开展有效救援,减少损失和迅速组织恢复正常状态,将变得至关重要。同时,随着世界各国对海洋资源开发的激烈竞争,以及近海工业事业的发展,潜水作业在这些方面的应用也越来越广泛,潜水在救捞以及应急救助方面的作用,也将越来越凸显。

　　全书共分六个章节:第一章潜水技术发展简史、第二章潜水基础理论,由牛海军、李建华编写;第三章潜水病的救治与预防、第六章应急救援,由糜漫天、易龙编写;第四章潜水装具的分类、第五章多种环境下潜水,由牛海军、伍贤雄、袁亚飞、李成柱编写。全书由牛海军、糜漫天审稿总纂。由于水平有限,书中不妥之处在所难免,敬请广大读者批评指正。

目 录

第一章　潜水技术发展简史

　　主动从水面潜入水下,再从水下上升出水的过程,称为潜水。遥控潜水器和水下机器人潜水,属无人潜水;潜水员潜水,则为有人潜水。有人潜水可按潜水员机体是否承受高压,分为常压潜水和承压潜水。有人潜水又可按潜水员机体组织内的惰性气体是否达到饱和,分为常规潜水和饱和潜水。随着潜水技术不断进步,潜水方式愈来愈多,因此,有人潜水还有多种分类方法。例如,按潜水员的呼吸气体种类可分为空气潜水、氧气潜水和混合气潜水;按呼吸气体来源,可分为自携式潜水和水面供气式潜水;按呼吸气体供气方式,可分为通风式(即连续供气式)潜水、需供式(即按需供气式)潜水;按呼吸气体回路,可分为开式、半闭式和闭式潜水,等等。

　　潜水根据其目的不同,可以分为产业潜水、娱乐潜水、科教潜水和军事潜水。潜水作为人类进入水下环境的一种手段,在人类原始时代即已开始。如今,潜水已成为经济建设、国防建设和科学研究中不可缺少的一个特殊的技术工种。潜水在军事上主要用于水下侦察、水下爆破、援潜救生和水下兵器的打捞等,在民用上主要用于水产和矿产资源勘查和开发、水下施工、沉船打捞、清扫航道、水库检修、水产养殖和海洋考察研究等方面。

　　潜水技术是指以不同方式潜水所采用的技术。近几十年来,人类为了向海洋进军,潜水技术得到了迅速的发展。本章旨在简略地回顾潜水各阶段的发展情况和当今潜水技术的发展趋势。

第 一 节 早期的潜水活动

　　人类最早潜水的确切年代已无法考证,但可以推断是远在有历史记载之前。据《下海半英里》一书中介绍,早在公元前 4500 年进行的一次考古发掘中,就发现了镶嵌珍珠母的珍宝。在中国,有文字记载的可以追溯到公元前 2250 年,夏朝皇帝禹曾接收了由部落进贡的牡蛎珍珠贡品。这些人工制品是先由潜水者采集,然后由工匠制作而成的。这是人类在海中屏气潜水作业的最早例证。

　　在与大自然的斗争中,我们的祖先也创造了不少涉泅水的方法。如流传于民间的"狗刨式""寒鸭浮水""扎猛子"等。"扎猛子"实际上就是今天的屏气潜水。潜水者屏气潜水时,先吸足一口气,然后潜入水下,在耐受极限时间之内再急速上升出水(见图 1-1)。由于潜水时人的身体直接承受水下的环境水压,因此,屏气潜水是一种最原始的承压潜水技术。屏气潜水不需要任何器具,所以,在一定条件下仍不失为一种有用的潜水方法。迄今,世界上屏气潜水的最深记录于2000 年 1 月 18 日由一名古巴潜水员弗郎西斯科创造,他下潜达 162m,屏气时间为 3min12s。

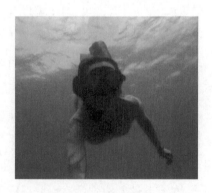

图 1-1　屏气潜水

　　屏气潜水有一定的危险性,而且因为屏气时间很短,在产业潜水方面价值有限,所以为了延长水下时间,必须解决水下呼吸问题。最简易的水下呼吸器是一根潜水呼吸管。采用潜水呼吸管进行水下呼吸的方法,在我国明朝史料中就有记载。采集珍珠的潜水者用锡制的弯管在水下进行呼吸,见图1－2。这种潜水技术因潜水者肺内气体是常压,故吸气比较费力,只能下潜很浅的深度。如今,经过改进的潜水呼吸管,在娱乐潜水场所仍在广泛使用。

为了减小水下的呼吸阻力,人们设想出了由潜水者自携气囊进行潜水的方法。气囊潜水是呼吸气体来自潜水者自携气囊的一种潜水技术。它是现

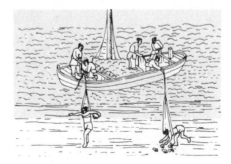

图1－2 呼吸管潜水

代自携式水下呼吸器的前驱。潜水者在水下,肺内外压力基本平衡,潜水深度可以不受限制,但是皮质气囊容积有限,可用的气体太少,所以,潜水深度和时间的增加都很有限。

早期的钟式潜水技术,在公元前300多年就有记载,真正应用则在16世纪30年代。原始的潜水钟为一只倒扣的木质桶状容器,钟内气体供潜水者呼吸。随着潜水尝试增加,气体容积变小,使潜水者动作范围受限,而且钟内气体不能更新,最终因缺氧和二氧化碳增设而发生呼吸困难。直到18世纪末,鼓风箱与钟的配合使用,使潜水技术有了新的突破,解决了对水下不能连续供气的问题(见图1－3)。用潜水钟

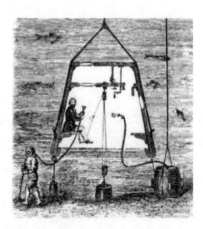

图1－3 原始的潜水钟潜水

潜水比用呼吸管或气囊潜水有较多的优点,但钟的本身庞大、笨重,移动操作很不方便,潜水作业效率低下,因此,早期的钟式潜水在19世纪初叶就已告结束。

第二节 潜水装具的诞生

潜水装具,是潜水员潜水时为适应水下环境佩戴的全部器材的统称,通常包括水下呼吸器、潜水服和潜水附属器材。1837 年,英国人赛布首次试制成功具有现代通风式特征的潜水装具,开创了采用装具潜水技术的新纪元(见图 1—4)。该装具因重量较大,故又称为重潜水装具,简称重装。它的金属头盔与潜水服连为一体,新鲜的压缩空气从水面通过供气软管进入头盔,头盔上的排气

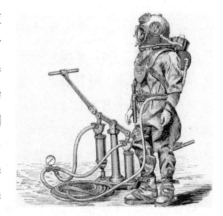

图 1—3 原始的潜水钟潜水

阀把混有呼出气的多余气体排入水中。这种装具的特点是呼吸省力、保暖性好、水下抗流能力强,潜水员在水下可完成许多难度较大的作业。所以,通风式重装的诞生,为产业潜水的发展创造了条件。

一个多世纪以来,各国对重装做了不少改进,其中主要是两点:一是头盔上的自动排气阀取代了人工操作的排气阀;二是增加了一套应急供气装置。国内的 TF88 型重装与仍在使用的 TF12、TF3 型两种重装相比,就多了这两个功能。这些功能对于防止潜水员"放漂"和窒息事故的发生都具有重要的意义。

目前,在潜水技术较发达的国家,传统的通风式重装已逐步被轻潜水装具(简称轻装)所取代。轻装与重装不同,它的水下呼吸器与潜水服在结构上是分开的。轻装的潜水服内没有气垫(如湿式潜水服),或者气垫容量很小(如干式潜

水服），在水下接近零浮力，所以，潜水员在水下机动性较好。另外，轻装的供气方式也与重装不同，它以按需供气为主，即吸气时供气，呼气时停止供气。所以，可节省约 50% 的气体消耗。

　　轻装按呼吸气源不同，可分为自携式和水面供气式（也称管供式）两种。自携式潜水装具诞生于 20 世纪初期，它的气源由潜水员自身携带，其优点是使潜水员摆脱了脐带的牵制，在水下获得了更大的自由（见图 1—5）。这种装具从 20 世纪 40 年代以来，在娱乐潜水和科教潜水中得到了广泛的应用。并且随着装具的改进和潜水知识的普及，参加潜水的人数愈来愈多。如今，人们习惯上把使用这种装具的潜水，按装具英文名称缩写的音译，直称其为"斯库巴"潜水。这种装具的不足是水面监护比较困难。近年来推出的无绳水下通话器，较好地解决了自携式潜水员的通话联系问题。国外，自携式潜水装具的品种很多，国内主要有 69—Ⅲ（全面罩）和 69—4（咬嘴）等型号。

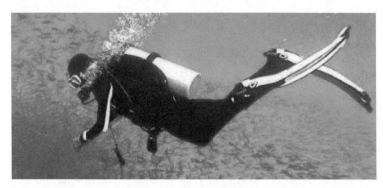

图 1—5　自携式潜水装具

　　在产业潜水中用得较多的轻装是水面供气需供式潜水装具（见图 1—6）。这类装具与自携式装具相比，主要特点是供气充足，通话联络方便。潜水员所需的呼吸气体除了可直接从水面供给之外，还可从水面通过潜水钟脐带、潜水钟配气盘和潜水员脐带供给。后者更为安全，但主要用于大深度潜水的场合。国内的 MZ—300（面罩）型和 TZ—300（头盔）型装具均属水面供气式潜水装具。

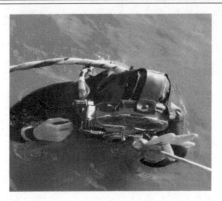

图1—6　水面供气式潜水装具

随着产业潜水的迅速发展,症状为关节疼痛、呼吸困难、头晕、瘫痪,甚至死亡的潜水减压病相继出现。直到1890年,加压舱技术的应用,才使许多病例得到了医治。20世纪初,何尔登等人提出了科学的潜水减压理论。它对预防减压病的发生,保证潜水员的安全起了重大的作用,并为承压潜水技术的进一步发展奠定了基础。

使用压缩空气作为呼吸介质,其安全尝试英国规定为50m以浅,我国、美国和苏联则均规定为60m以浅。如果采用直接从水面供气,由于水中波浪和海流的影响,潜水员上升减压过程中难以控制其深度,所以为了提高安全性,采用轻潜水装具,潜水深度超过40m,有的国家规定应与开式潜水钟(简称开式钟)配合使用。开式钟既可在水中安全舒适地上下运送潜水员,又可做一个带有呼吸气体的水下安全庇护所。开式钟的最大作业深度100m左右,所以不仅空气潜水可用,混合气潜水也可配套使用。

第三节 混合气潜水技术的发展过程

20 世纪 20 年代起,随着军事和产业潜水对大深度潜水的需要与日俱增,人们研究和发展了混合气潜水技术。这种技术解决了空气潜水氮麻醉的问题,使潜水深度冲破了 60m 以浅的限制。混合气体中,最常用的氦氧气体。氦气作为呼吸气体中的稀释介质,是一种理想的惰性气体。但是,它也带来了一些新的问题。首先是寒冷问题。氦气的导热系数是空气的 6 倍多,潜水员着湿式或干式潜水服,因深度增大,衣服受压变薄,绝热保暖性能急剧下降,已难以抵挡水下的寒冷。于是,在 1937 年出现了加热潜水服。加热方法有气、水、电、化学材料等多种,目前国际上通用的是热水潜水服。它可使潜水员在很冷的水中保持舒适状态,进行较长时间的水下作业。当潜水深度超过 150m 左右时,潜水员的大量体热将会从呼吸道排出,所以,为了维持体热平衡,降低呼吸散热损失,还必须用呼吸气体加热装置。其次是氦语音失真问题。氦氧潜水电话的使用较好地解决了这个问题。最后,潜水深度增大,氦气消耗量很多。为了减少昂贵的氦气损失,先后研制成功呼吸气体少量排出或者完全不排出呼吸器的半闭式和闭式潜水装具。

随着混合气潜水深度的继续增加,人们发现用于减压的时间远远大于水下作业的时间,潜水效率极低。针对这一矛盾,1957 年,美国人庞德提出了"饱和潜水"新概念。1962 年开始了第一次海上实验,并于 1965 年首次把饱和潜水技术用于产业潜水,解决了常规潜水(即非饱和潜水)无法克服的潜得深、待得久、确保潜水员安全等一系列难题。大量的实践表明,饱和潜水技术是当今进行大深度和(或)长时间承压潜水作业的最佳方法。但饱和潜水需要庞大而复杂的设备和大深度潜水装具等支持,而且潜水深度愈大,对设备的性能要求也愈高。例如,生命支持系统对饱和居住舱内环境温度的控制精度,在 150m 深度为 ±3℃,到 450m 时仅为 ±1℃。

20 世纪 80 年代初,随着饱和潜水技术的发展,根据压气机——抽气机原理制成的推挽式呼吸系统(又称闭路呼吸系统)问世。它使水下呼吸器、钟上回收设备和水面控制设备构成了一套大循环的闭路呼吸系统,成为与饱和潜水系统配套的新型闭式潜水装具。闭路呼吸系统不仅解决了因大深度潜水时气体密度增加,潜水员呼吸困难的问题,还大大提高了潜水作业的安全性和经济性。

潜水系统,又称深潜系统,是承压潜水所需器材和设备的统称,通常包括(闭式)潜水钟、甲板减压舱和吊放系统等(见图 1—7)。潜水系统既可用于常规潜水,也可用于饱和潜水,所以又有常规潜水系统和饱和潜水系统之分。深潜系统诞生于 1931 年,但到海上使用则在 1962 年。

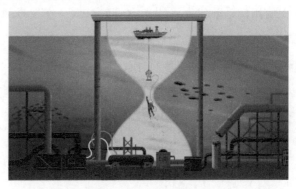

图 1—7　饱和潜水系统

从那时起,这一技术在军事和产业潜水中获得了广泛的应用。它标志着潜水技术已进入了深潜系统时代,同时,也标志着传统的潜水技术从简单的个体劳动水平发展到了类似现代化大生产方式的先进水平。

第四节 潜水器的发展情况

潜水器是各种水下运行器的统称。通常分为载人潜水器和无人潜水器两大类。

载人潜水器是在水下有人操纵，并可携带乘员的一种潜水器。根据舱室压力的不同，可分为常压载人潜水器、闸式潜水器和湿式潜水器三种。湿式潜水器，其舱室是非耐压的，驾驶员和乘员需戴水下呼吸器，主要用于潜水观光和运送潜水员。闸式潜水器是一种组合式(常压/高压)载人潜水器，可在水面及水下航行。最早的一艘闸式潜水器于 1895 年是根据"沉箱"的气闸原理制成的。闸式潜水器首部的驾驶舱内为常压，驾驶员可利用仪器设备对舷外目标物进行水下观察和录像，可监视舷外潜水员的活动，并能及时营救。潜水器中部为一可调压的潜水舱。当舱室内外压力平衡时，打开底门，潜水员可出潜作业。作业结束，返回舱室，潜水员可在高压下与母船上的甲板减压舱对接后，进入甲板减压舱再实施减压。闸式潜水器在水下有很大的灵活性，是一种新型的多功能的潜水器，但它的投资和使用费用均较高。我国在 20 世纪 80 年代曾从法国进口过 SM358 和 SM360 两种闸式潜水器，其最大潜水深度为 300m。

常压潜水是人在潜水过程中始终处于常压环境下的一种潜水技术。人在水中直接潜水的最大深度在 500～600m 范围，而人在密闭的常压耐压壳体中，可以到达海洋的最深处。1960 年，"曲斯特"号常压载人潜水器创造了深潜 10911.84m 的世界纪录。

常压潜水服，是近年来才发展起来的一种作业型潜水器，主要由坚固耐压的轻质合金躯壳、机械手和生命支持系统等部分组成。操作者呼吸常压空气，因而没有氦语音失真及保暖问题,潜水作业后也无减压。20世纪70年代初的产品型号有"吉姆"和"山姆",外形拟人,四肢有活动关节,水下活动不够灵活。后来的"黄蜂"、"蜘蛛"和"螳螂"型,下肢改为桶形,设6~8个小型推进器,可上下、左右、前后移动,也可悬停作业,潜水深度达610m。因不再呈人形,故改称为单人常压潜水器,英文缩写名仍为OMAS(见图1—8)。OMAS的主要特点是操作使用方便、安全可靠,尤其是在紧急情况下可迅速投入使用,不足的是在水中停留时间受到海况和人的耐受力限制。国内有代表性的QSZ—Ⅱ型常压潜水服兼有观察和作业等功能,既是常压载人潜水器,又可作为简单的遥控潜水器,其最大工作深度为300m,水下巡航半径50m,生命支持力80h,可以在海况不大于4级的海区进行作业。

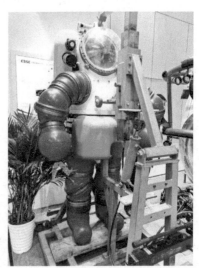

图1—8　单人常压潜水器

　　遥控潜水器和水下机器人是两种典型的无人潜水器。遥控潜水器常按英文名缩写称其为ROV,是一种依靠水面遥控而运行的潜水器。按遥控方式不同,ROV可分为系缆和无缆两种类型。前者通过电缆可把水下获得的水深、水温、航向、航速等各种参数传回水面控制台上。操纵人员可监视ROV的活动,并进行遥控指挥,指令它在水下完成一定的任务。后者由水面通过声波指令对ROV实现遥控。目前,ROV的最大深度已达7000m,但其工作深度一般在600m以浅。ROV由于不需要人员下海而无生命危险和可以不必自行携带动力源等,因而尺寸小、重量轻、造价低,近年来国内外发展迅速。我国ROV研制开发工作始于20世纪70年代末。第一台HR—Ⅰ型ROV属水下观察型ROV,其最大工作深度为300m,水下巡航半径120m,航速2.5kn。之后,国内又研制出YQ2

型等几种作业型的 ROV,具有水下搜索、水下观察和水下作业等功能。

　　水下机器人,又称海洋机器人,是一种代替潜水员在水下作业的自控的潜水器。能在水下游动或行走,能模仿人的手和臂运动,完成水下作业所需动作。国际上,水下机器人品种繁多。国内,1994 年研制出第一台潜水深度为 1000m 的探索者号水下机器人。1996 年又研制成 6000m 的 CR—01 型水下机器人。目前,我国在无缆智能型水下机器人的研究方面也取得了一定的成果。

　　潜水技术发展多元化的今天,有统计资料表明,ROV、OMAS 和饱和潜水系统的初始投资费之比约为 1∶1∶10,营运费之比约为 0.5∶1∶10,重量之比约为 1∶1∶12。所以,当今人们普遍认为:在潜水作业深度超过 150m 之后,尽管可采用饱和潜水进行作业,但是由于它的投资和营运费用昂贵及医务保障的复杂性,因此都倾向于选用 ROV 或 OMAS 以取代潜水员直接潜水。在水深 150m 以浅的水下作业,由于潜水员的手比机械手作业效率高,可完成许多复杂的任务,因此,仍基本采用承压潜水技术。具体地说,60m 以浅,水下作业时间短,主要采用水面供气式轻装空气潜水,但在寒冷和/或海流较大的水域,也可采用新型的重装空气潜水;水下作业时间及整个作业周期较长,宜采用空气饱和潜水或氮氧饱和—空气巡回潜水;60~120m 范围,水下作业时间较短,可采用氦氧常规潜水;60~150m 范围,水下时间较长,则应采用氦氧饱和潜水。当然如果需要,150~300m 范围,也可采用饱和潜水技术。

第 五 节 我国潜水技术现状和发展趋势

我国解放前仅有少数几个潜水单位,潜水员不过百余人,没有专门从事这方面的研究人员,所有的潜水器材都从国外进口,潜水装具只有简易装具和少量的通风式重潜装具,或不用装具潜水,潜水设备和作业条件极差,潜水事故屡见不鲜。新中国成立后,成立了专业的技术机构,开始培训潜水技术人员,研制和更新了潜水装具、加压舱等潜水设备系统。目前,我国已建立了一支潜水技术人员和装备比较齐全的专业队伍,具备了可以采用各种潜水技术在海上进行潜水作业的能力。1979 年春至 1980 年秋,在福建海区打捞"阿波丸"工程是我国第一次远海深水作业。在海上施工共 965 天,500 多名潜水员在 57~63m 水下作业总数 13064 人次,捞货 5418 吨,圆满地完成了沉船的勘测打捞任务。当今,就潜水员关系最密切的承压潜水来说,在空气常规潜水方面,作业深度、潜水装具及医务保障上均已与国际水平相当。传统的通风式重装渐趋淘汰,采用水面供气需供式轻装与开式钟配套使用将成为发展趋势。在氦氧常规潜水方面,使用国产的装具和设备,已可满足海上进行潜水作业的要求。由于氦气昂贵,采用新型的半闭式装具,并配以常规潜水系统已引起重视。目前,我国仅有少数单位掌握混合气潜水技术,所以实际应用还不够普遍。在饱和潜水方面,我国起步较迟,但进展较快。氦氧饱和—空气巡回潜水技术,在饱和深度和时间方面已跨入世界先进行列。氦氧饱和潜水已完成实验室 350m 饱和~370m 巡回潜水。在海上进行了 150m 饱和~182m 巡回潜水。这些成绩与国外模拟潜水 701m 及海中直接潜水 535m 的世界纪录相比,还有很大的差距。而且,饱和潜水作业在国外海洋开发中已大规模实际应用,而国内尽管有了国产的 300m 饱和潜水系统及大循环闭路呼吸系统,但都有待于海上实际应用。

　　潜水作业不是一项单纯的潜水任务,还需要潜水员在水下完成各种技术性工作。潜水技术仅仅解决下潜和上升的问题,而潜水作业技术则指使用水下工具(包括机械手)完成水下作业任务采用的技术,是解决水下能否干活的问题。所以,如今对一名专职潜水员的要求是很高的。他除了要了解水下物理、工程、医学等知识和会熟练操作各种潜水装具、设备和载人潜水器之外,还需要懂得多种水下工具和新型仪器的使用。

　　21 世纪是海洋经济时代。从世界范围总体来说,现状大约总数 1/3 的潜水员是专门为海洋石油开发服务的。据有关方面预测,我国近海石油开发总投资估算需 200 亿美元。所以,当前在我国培养和建立一支可以满足海上作业的潜水队伍是非常迫切和需要的。

第二章 潜水基础理论

第 一 节 概述

主动从水面潜入水下,再从水下上升出水的过程,称为潜水。遥控潜水器和水下机器人潜水,属无人潜水;潜水员潜水,则为有人潜水。有人潜水可按潜水员机体是否承受高压,分为常压潜水和承压潜水。有人潜水又可按潜水员机体组织内的惰性气体是否达到饱和,分为常规潜水和饱和潜水。随着潜水技术不断进步,潜水方式愈来愈多,因此,有人潜水还有多种分类方法。例如,按潜水员的呼吸气体种类可分为空气潜水、氧气潜水和混合气潜水;按呼吸气体来源,可分为自携式潜水和水面供气式潜水;按呼吸气体供气方式,可分为通风式(即连续供气式)潜水、需供式(即按需供气式)潜水;按呼吸气体回路,可分为开式、半闭式和闭式潜水等等。

潜水在军事上主要用于水下侦察、水下爆破、援潜救生和水下兵器的打捞等,在民用上主要用于水产和矿产资源勘察和开发、水下施工、沉船打捞、清扫航道、水库检修、水产养殖和海洋考察研究等方面。潜水技术是指以不同方式潜水所采用的技术。

第 二 节 潜水作业的物理和生理特点

潜水过程是一个潜水员从常压进入高压,又从高压返回到常压的过程。在生存环境发生改变的情况下,潜水员的生命安全取决于能否克服相应环境压力的变化以及由于压力变化而引起各组成气体分压对人机体的影响。因此,为保证潜水作业的安全实施,潜水作业人员必须了解和掌握与潜水有关的物理知识和水下环境的有关特点及潜水常识。

一、水下环境对潜水员的物理影响

(一)阻力对潜水员的影响

人在水中运动时,要受到水的阻碍,这种阻碍运动的力就是水的阻力。当流速达 1.5～2.0m/s 时,潜水员直立时,水流冲击力分别达 80～140kg,如此大的冲击力潜水员在水中是难以稳定的。

通常将流速超过 1.0m/s 以上的水流称为急流。潜水员可通过减小迎水面积来减小水流冲击力。如可在水下匍匐爬行行进等。

(二)浮力对潜水员的影响

浸入水里的物体,都要承受一个垂直向上的力,这种力称为浮力。物体还有一定的重量,形成一种下沉的力,称为重力。凡是比重小的物体,在水中所排开的水重量大于该物体本身的重量,即正浮力大于负浮力,物体上浮。相反,物体下沉。人在水下的浮力接近于零,当吸气时胸廓扩张即可产生正浮力。深呼气时胸廓缩小即可产生负浮力,当穿着潜水服和佩戴呼吸器时,体积的增加大于重量的增加,正浮力大于负浮力。必须佩戴适当重量的压重物,造成负浮力大于正浮力,潜水员才能潜入水下进行活动。有经验的潜水员可以利用供气量来调整水下的正负浮力。

二、水下环境对潜水员视觉影响

人在水下的视觉与在空气中不同,由于介质的不同及光的反射、散射、折射、吸收等传播原因,人在水下的视觉与空气中有较大的的变化。

(一)视力减弱

如人在空气中视力为1,在水中可降至1/100～1/200,视力减弱很大。这是因为眼与水接触,屈光度减小而成为严重的"远视眼",使光线无法聚焦在视网膜上。为了弥补这一缺陷,目前使用的潜水装具都具备使水与眼角膜之间用空气层隔开的目镜,让光线仍然由空气入眼,使眼曲光度得以保持。

(二)视野缩小

人在水下的视野约为空气中的3/4。视野缩小的原因,是光线由水进入眼内,屈光度减小。由于角膜与水接触时折射率小,原来视野边缘上的光已不能折射到视网膜上,潜水员要转动头颈和眼球来加大视野。

(三)空间视觉改变

人眼感知物体大小、形状、位置、距离等的视觉,称为"空间视觉"。人在水下空间视觉改变的特点是放大、位移和失真。因为这是由于光线从一个介质射入另一介质时,在两个介质分界处除一部分反射外,另一部分光线则改变方向射入第二介质中产生折射以及人习惯于感觉直射光线所致,水下物体看上去显得大些,约为原物的 4/3;距离显得近些,约为原距离的 3/4。

(四)水下色觉改变

光谱中的各种色光射入水下后,按光波的长短次序,随着水深的增加逐渐被吸收。长波光先被吸收,短波光后被吸收。各种色光先后被滤掉,所以色觉发生改变。如在 10m 深处,红色光已不见了,从伤口流出来的血,看起来不是红色而呈深绿色。潜水员水下作业时要知道这一现象。

三、水下环境对潜水员的听觉影响

水下听觉是听觉器官受到水下声波刺激所产生的感觉。人在水下,听力和听觉辨别能力不同于正常听觉。声音在水下传播的速度比在空气中(332m/s)快四倍多,约为 1500m/s。

声音在水中传播速度也发生衰减,但比空气中小。衰减的因素很多,主要是声波能量被水吸收和散射等,这种衰减随着声音频率的增高而加大。水下嘈杂的声音较空气中要少得多,水愈深愈静,故对声音的干扰非常小。人在水下听觉的改变,可能出现以下情况。

(一)听觉传音过程改变

人在水下,头部(或戴头盔、面罩)直接与水接触,仅外耳道残留少量空气,传音是靠骨传导;如戴头盔,则存在气传导。在空气中骨传导低于气传导,但在水中骨传导比在空气中有利。因为水与头骨相近,声音从水中传到头骨时,音量消耗少。另外,水下的声音也可以通过肢体、躯干等传到头骨,再传到内耳。

(二)听力减退

在水下不论骨传导或空气传导,都会产生听力减退。潜水员头部浸水或不直接浸水时,音源在水—金属—空气等不同介质的界面上,大部分声音能被反射,声音强度衰减较大,使听力减退,但金属敲击声和螺旋桨转动声能听到。因而敲击信号是潜水员在水下普遍采用的联系方式,水下潜水员交谈可通过水面电话来实现。

(三)听觉辨别能力降低

声源判定距离变近,潜水员在水下判断自己与声源的距离只有实际距离的1/4,因为水中传播的音速比空气中快4倍,而人习惯于在空气中判断音距的缘故。声源定向能力降低。潜水员在水下对音源方向的辨别能力很低,以致丧失。主要是传音途径由气传导改为骨传导。这种改变使辨别音源方向产生了困难。音色改变。潜水员在水下对音色的辨别能力也有改变,如敲击金属气瓶会发出短促、清脆声,没有在空气中特有的持续"余音"。如水下爆炸声,好似用木棒击碎陶土罐时所发生的声音。

四、水下环境对潜水员的生理影响

(一)水温对潜水员的影响

水温与潜水关系极为密切,主要是寒冷对潜水员的影响。如水温过低或在水下停留时间过长,机体产生的热量既要供给劳动时所消耗的能量,还要补偿机体在水中散失的大量热量,以维持正常的体温。体内温度每降低 $0.5\sim0.8℃$,就会导致心理能力降低 $10\%\sim20\%$,记忆力损失 40% ;严重的体温过低,降到 $35℃$,将导致心脏功能不稳定;降低到 $32℃$ 左右多数人会失去知觉,最终由于心脏停搏和呼吸系统肌肉麻痹而导致死亡。

潜水员进行潜水时,通常是 $15℃$ 以下着干式潜水服, $15\sim22℃$ 着湿式或干式潜水服, $22\sim30℃$ 可裸潜。当水温超过人体温度潜水时,穿潜水服比不穿能延长水下耐受时间。在寒冷和高温的水中潜水,还应对水下停留时间加以限制,日常对潜水员的饮食营养、休息、热水浴等应加强保障。以确保潜水员水下作业的安全。

(二)压力对潜水员的影响

人体的主要代谢过程是,肺内吸入空气,氧在肺泡与微血管间通过气体交换,氧则溶于血液,由血液循环送到组织供生理氧化,经代谢在体内形成二氧化碳输送到肺组织的肺泡而排出体外。当体外氧分压高于体内,经过气体的交换和血液循环,不断地将氧输入组织进行生理氧化。体内二氧化碳分压高于体外,不断地将二氧化碳排出体外保证机体的新陈代谢。人的机体对气体分压的变化具有一定的耐受能力。当吸入气体中各单质气体的分压大于或小于某一值时,会对人机体造成病变。

1.吸入气中氧分压低于 0.016MPa(相当常压吸入气含氧 16%),可引起缺氧症。

2.吸入气中氧分压大于 0.3039Mpa(即 20m 水深吸纯氧),停留一定时间后,会引起急性氧中毒。

3.吸入气中氮分压达 0.480MPa(即 50m 水深吸用空气),可引起氮麻醉。

4.吸入气中二氧化碳分压大于 0.003039MPa(相当于常压下吸入气中二氧化碳占 3%),可引起二氧化碳中毒。

另外,水下环境压力还可造成潜水员减压病的发生等。

第 三 节 水下作业的呼吸特点

由于静水压的存在,作用于潜水员的胸廓,在水下潜水员必须呼吸与其所在深度处压强相等的压缩气体。如果潜水员仍呼吸正常大气或压强不够的压缩气体,肺内压将低于外界环境压,潜水员的胸廓就要受到挤压,发生呼吸困难。所以,潜水员在潜水过程中受到水压作用时,必须呼吸与其所在深度相应压强的压缩气体。而呼吸压缩气体,随着压力的增加,各组成气体分压也随之增加,又给潜水员带来一系列影响,这些问题,在以后相关章节介绍,这里仅介绍静水压改变引起的潜水员呼吸气体的体积和压强的变化。

潜水员在水下所承受的静水压,随着水的深度增加而升高,随着水深减少而降低,即绝对压随静水压的增减而增减。但是在不同的水深处,深度增减的幅度相等,而绝对压和气体体积增减的百分比并不相等(见表2-1)。

表2-1　　不同水深处静水压改变引起绝对压和气体体积改变的比例

不同水深处		绝对压改变(KPa)	绝对压增减比例(%)		气体体积改变(m³)	气体体积增减比例(%)	
深度改变(m)	压强增减(KPa)		下潜增大比例	上升减小比例		下潜减小比例	上升增大比例
0 ↑↓ 10	100	100 ↑↓ 200	100	50	1 ↑↓ 1/2	50	100
10 ↑↓ 20	100	200 ↑↓ 300	50	33	1/2 ↑↓ 1/3	33	50
20 ↑↓ 30	100	300 ↑↓ 400	33	25	1/3 ↑↓ 1/4	25	33
30 ↑↓ 40	100	400 ↑↓ 500	25	20	1/4 ↑↓ 1/5	20	25

续表

不同水深处		绝对压改变（KPa）	绝对压增减比例（%）		气体体积改变（m³）	气体体积增减比例（%）	
深度改变（m）	压强增减（KPa）		下潜增大比例	上升减小比例		下潜减小比例	上升增大比例
40 ↑ ↓ 50	100	500 ↑ ↓ 600	20	17	1/5 ↑ ↓ 1/6	17	20
50 ↑ ↓ 60	100	600 ↑ ↓ 700	17	14	1/6 ↑ ↓ 1/7	14	17
60 ↑ ↓ 70	100	700 ↑ ↓ 800	14	12	1/7 ↑ ↓ 1/8	12	14
70 ↑ ↓ 80	100	800 ↑ ↓ 900	12	11	1/8 ↑ ↓ 1/9	11	12
80 ↑ ↓ 90	100	900 ↑ ↓ 1000	11	10	1/9 ↑ ↓ 1/10	10	11

从上表（表2-1）可以看出，在浅深度处，水深增加所引起的绝对压以及气体体积改变的百分比大；在大深度处，水深增减同样的幅度所引起的绝对压及气体体积改变的百分比小。潜水员在水下呼吸一定量的气体，无论是在潜水服内，还是在机体内各含气腔室的气体压强和体积，都随静水压的改变而变化。

这样给潜水员带来的问题是：当潜水员下潜较浅深度时，由于气体体积被压缩的比例较大，如果此阶段供气跟不上潜水员的下潜速度，潜水服内压低于外界水压，潜水员将受到挤压而发生挤压伤。相反，潜水员在上升出水过程中临近水面时，潜水服内呼吸气体体积膨胀比例也较大，除因浮力增加而加快上升速度外，更重要的是，如果潜水员此时屏住呼吸，特别是使用闭合循环式潜水装具时，肺内气体过度膨胀，而排气又不畅，导取肺内压突然增高而引起"肺气压伤"。这些潜水疾病是十分危险的，因此，潜水员必须懂得这些原理。

第 四 节 水下环境的特点

水下环境对于人来说,是一个完全不同于大气环境的特殊的劳动作业环境,它具有一系列的特点,概括地说,它是一个高压、寒冷、黑暗的复杂的环境,给人类进入水下,构成了较大的障碍。

一、黑暗、高压、低温

由于水的反射和吸收,在40～50m以深的水下基本上能见度等于零,即完全处于黑暗之中。在这种情况下,潜水员在水下主要是靠触觉摸索着进行工作,视觉基本发挥不了作用,色觉鉴别力亦差。所以,潜水员在水下的活动范围受到较大限制,工作效率也受到一定影响。

由于静水压的存在,海水每下潜10m增加1个大气压,因此,水下是一个高压环境。在水下,潜水员的胸廓受静水压的挤压,不可能如在水面大气环境中一样自由地呼吸,除非呼吸气体的压力与所处环境的压力相等,否则连正常的吸气动作也不可能完成。

水的表层温度受气温影响较大,一年四季不同。尽管如此,通常水温总比人体体温低。我国西沙群岛海域,地处北纬15℃左右,夏季表层水温最高约34℃多。水温又随深度增加而逐渐降低,30～40m以深,水温有较大幅度的降低,到200m大陆架深度一般约为4～6℃,300m海底约为2.5～2.8℃。世界上仅中东红海海域300m深海底的温度不符合这一规律,比较异常,为18.3℃。所以,潜水员在水下进行潜水作业,不论在什么海区,对机体局部或全身来说,都是一个在寒冷的低温条件下的体温散失过程。由于机体热平衡不能保持,会给潜水员水下作业带来很大困难。

二、阻力、浮力、稳度

潜水员在水下作业,接触的是水,水本身阻力较空气的大,加之水流(海流、潮汐)的影响,潜水员的每一个动作都要克服较大的水阻力或水流的冲击力,而必须付出较多的能量消耗。

水的浮力对潜水员的下潜、水底保持一定作业体位和稳性以及上升出水都带来很大的影响。因此,潜水员在水中的活动速度远比在空气中慢,而且效率也明显降低。

三、定向差、通信困难

潜水员携带自携式装具潜水时,肌肉、关节的本体感受器对体位的保持却达不到原来的调节效果。因此,潜水员在水中对自己体位的感觉及对环境的定向能力均有明显减退。另外,潜水员在水下主要靠骨传导接受音响刺激,在水中辨别音源方向也十分困难,这影响潜水员在水中的定向能力,潜水员潜到水下,如果不使用装具,当然无法讲话;即使使用装具,又会在语音上产生障碍,从而造成通信困难和心理上的不安全感。

第 五 节 潜水员在水下作业的条件

人类由于经济生产、军事作业、科学实验等活动的需要,希望能潜入水下从事各种劳动作业。但是,由于水下环境对于人来说,是一个高压、寒冷、黑暗的复杂的环境,潜水员在水下作业的条件也是相当复杂和危险的。

一、高压条件

由于静水压的存在,海水每深 10 m 就增加 1 个大气压,因此,水下是一个高压环境。在水下,潜水员的胸廓受静水压的作用,不可能像在大气环境中一样自由地呼吸,除非呼吸气体的压力与外界环境压力相等,否则连正常的吸气动作也是不可能的;更谈不上像鱼一样可通过鳃直接从水中获取氧并排出二氧化碳了。在水下,压力本身对潜水员的生命并不构成不可克服的障碍。潜水员在水下,只要认真注意压力的调整,压力本身的机械作用并不会对潜水员的生存造成困难。在高压条件下所发生的问题,主要是与压力相关的一系列条件或因素造成的。例如:压力增高,呼吸气体中各种成分的分压也按比例增高,当氮、氧、二氧化碳分压达到一定程度时,可引起氮麻醉、氧中毒及二氧化碳中毒;压力的剧烈变化,可对机体产生像肺气压伤、中耳气压伤、挤压伤、减压病等病理影响,正是由于这方面的原因,给人类进入水下或回到水面常压环境中带来许多不安全的后果,构成了极大的障碍。

二、低温、寒冷条件

江河湖海中的水,因吸收了太阳的辐射热而具有一定的温度。由于水的比热比空气约大 3 倍,太阳辐射热通过水的热传导也只能达到一定的深度,水温的升高或降低也较空气缓慢。

一般,海水温度随水深的增加而降低。表层水温较高、较稳定,故称等温层;向下是中间层,温度比表层低,往往深度增加很少而温降很大,故称跃变层;中间层以下直到海底为下层,这层温度渐降,比较恒定,故称渐变层。以我国北方海域 5 月的水温为例,表层厚度为 10m 左右,水温约 14℃;中间层厚度也有 10m 左右,水温为 13~6℃;下层厚度最大,终年保持 6℃ 以下(见图 2—1)。

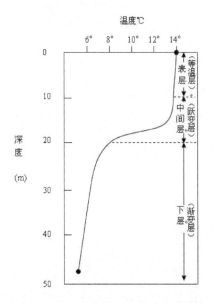

图 2—1　我国北方海域 5 月水温示意图

由于潜水员潜水多在一定的深度下进行,所以表层温度对潜水作业意义较小。鉴于水温在任何海域都低于人体体温,潜水员潜水时如不穿潜水服,皮肤直接与水接触,将根据皮肤温度与水温之间的温差梯度,丧失大量体热。由于水的导热系数比空气大 25 倍,所以,在这种情况下,主要是以传导方式散失机体的热量。同时,与皮肤直接接触的水分子层,受皮肤加热后,由于水的不断流动而很快离开,也带走很多人体的热量,这种方式属于对流散热。潜水员在水下以辐射方式散失热量是极少的;在呼吸氦氧混合气潜水时,从呼吸道蒸发散热占有重要地位。穿潜水衣潜水的潜水员,虽然皮肤不与水直接接触,但仍按温差梯度散失热量,只是散失得慢一些、少一些而已。

因此,潜水员潜水时所遇到的水温问题,实际上是水下低温、寒冷问题。机体丧失大量体热,将无法在水下停留较长时间,也无法有效地进行作业,还易于促发减压病。随着深潜技术的发展,潜水员在水下遇到的低温、寒冷问题就更为突出,应引起普遍重视。

三、黑暗条件

即使在远离海岸河口的海洋,由于阳光的反射和吸收,在 40~50m 以深的水下基本上能见度等于零,处于黑暗之中。至于像黄浦江水域,只要头盔没入水面,就是伸手不见五指,一片漆黑。所以,潜水员在水下主要是靠触觉摸索着进行工作,视觉完全发挥不了作用。即使有功率较高的人工照明,视距也极为有限。色觉鉴别力亦差。所以活动范围受到较大限制,工作效率也受到较大影响。

四、阻力、浮力

潜水员在水下作业,接触的是水,水本身有阻力,又有水流(海流、潮汐)的影响,所以,潜水员的每一个动作都伴随着水分子的移动,而必须付出较多的能量消耗。水中还存在着浮力,对潜水员的下潜、在水底保持一定的作业体位和稳性及上升出水过程,也带来很大的影响。因此,潜水员在水中的活动速度远比在空气中慢,而且效能也会降低。

五、定向能力差

人在水中前庭器官虽然保留了对重力的感受,基本上可同在空气中一样,潜水员着轻潜水装具潜水时,肌肉、关节的本体感受器对体位的保持都起不到同样的调节效果。因此,潜水员在水中对自己体位的感觉及对环境的定向力均有明显减退。

另外,潜水员在水下主要靠骨传导接受音响刺激,在水中辨别音源方向也十分困难,更影响了潜水员在水中的定向能力。

六、通信困难

潜水员潜到水下,如果不使用装具,当然无法讲话;即使使用装具,又会在语音上产生障碍,从而造成通信困难和心理上的不安全感。造成语音障碍的原因大致是:

(一)空气潜水时,主要是供气产生明显的噪声,掩盖了潜水员发音的反馈机制,影响了身体本身的监听调整机能;而且,头盔内音响和噪声的重复振动,也会干扰发出的清晰语音。

(二)氦氧潜水时,出现的氦语音,使可懂度大为降低。

(三)在高压下语音质量及音色都会发生明显变化。

(四)面具或头盔的结构也限制了发音器官的自由活动。没有有效的通信联络,很难想象潜水员能按作业要求进行工作。

七、水中生物伤

像鲨鱼一类水中生物及其他有害生物,有可能伤害潜水员,并会对潜水员的心理产生明显的影响。

此外,潜水员在水下工作,还会受风、浪、流、涌和地质性质的影响。

第三章 潜水病的救治与预防

　　潜水员在潜水过程中,由于受水下环境因素的影响,尤其是静水压和低水温的影响,必须借助某种潜水装具(备)和呼吸某种压缩气体,来保持机体生理状态与环境条件的平衡,一旦这一平衡失调,就会导致疾病和损伤,统称为"潜水疾病"。它们包括:潜水员在水下一定深度、停留一定时间后,再回到水面的过程中,因上升(减压)速度过快、幅度过大而导致的潜水减压病;在潜水过程中,因某种原因使机体受压不均匀、体内外压力失去平衡而导致的气压伤,如肺气压伤、耳与鼻窦气压伤以及潜水员挤压伤;在潜水过程中,潜水员要呼吸与水下环境压力相当的高压气体,这就使呼吸气体中各组成气体的分压也相应增高,超过各自一定的阈值,也将对机体产生毒性作用。这种因气体分压改变而引起的疾病有氮麻醉、氧中毒、二氧化碳中毒等;而由于种种原因,造成呼吸气体中氧分压下降,到达一定阈值后,也可引起缺氧症。这些疾病的产生大多数是由于不遵守潜水规章制度、技术不熟练或潜水专业知识贫乏所引起的。

　　经过长期的实践和大量的潜水技术科研工作,人们已掌握了更加先进的潜水技术和安全潜水方法,已基本掌握了各种潜水疾病的病因、症状、救治及预防方法,为人类安全潜水提供了可靠的技术基础。潜水员只要贯彻"预防为主"的原则,平时加强卫生保健工作,遵守潜水规章制度和医务保障制度,作业前认真研究并制定安全措施和医务保障计划,潜水过程中做好预防潜水疾病的各个环节的工作,就完全可以有效地防止潜水疾病的发生。即使发生了潜水疾病,只要诊断正确,救治及时,病情便可迅速好转或消失。

因此,学习和了解各种潜水疾病的原因和症状,掌握其救治及预防的基本方法和步骤,对潜水员来说是十分重要的。

第 一 节 潜水减压病

潜水减压病是潜水(或高气压)作业中较常见疾病,是因机体在高压下暴露一定时间后,回到常压(减压)过程中,外界压力减低幅度过大,速度过快以致在高压下溶解于体内的惰性气体(如氮气)迅速游离出来,以气泡的形式存在于组织和血管内而引起的一系列病理变化。

本病常见于呼吸压缩气体进行潜水作业而又减压不当时,在高气压环境下作业,如沉箱、隧道作业、高压氧舱内工作或接受加压锻炼时,如果减压不当,都有可能发生此病。

本病以往根据患者职业特点、症状特征,曾有许多不同命名。如沉箱病(潜涵病)、潜水夫病、高气压病、压缩空气病、屈肢症、气哽、潜水员瘙痒症等等。但究其病因,则应称为潜水减压病。关于减压病的病因,曾经有许多学说,目前公认的是"气泡学说",也就是说,机体组织和血液中有气泡形成是引起本病的主要直接原因。但是,本病的发病机理远非如此单纯,某些环节至今仍不十分清楚。这里仅介绍气减压病的防治措施。

一、救治的基本原则和步骤

减压病最根本、最有效的治疗方法是加压治疗。因此,救治的基本原则是:尽快地进行加压治疗,这是因为随着舱内压力的升高,患者血液和组织中的气泡体积就会缩小,同时,气泡内的气体将随分压的升高而重新溶解到血液和组织中,这就减轻或消除了气泡造成的阻塞和压迫,使症状得以缓解或消失,然后,再按一定的规则进行减压,使体内饱和到一定程度的惰性气体(氮气),以安全脱饱和的形式,通过血液循环,经肺泡逐渐从容排出体外。这样,因气泡而产生的症状就不会再出现。同时由于舱内压升高,使组织的氧分压提高,有利于缺氧组织的恢复过程,从而获得彻底的治疗。即使因某种原因而延误治疗的减压病患者,也不应放弃治疗的机会,一旦获得加压治疗的条件,应立即进行加压治疗。海军医学研究所在1963～1980年的18年中,曾先后对101例病程长达数月、数年甚至11年之久的慢性减压病患者进行了单纯的加压治疗,治愈率仍达79.2%,有进步者20.8%。其中延误治疗半年以内者,治愈率为82.4%;延误5年以内治愈者为81.8%;延误治疗5年以上者治愈率为54.5%。可见,对延误治疗的患者应不失时机进行治疗;另一方面,也应看到延误加压治疗的时间愈长,治愈率就愈低,而且在治疗中所加的压力要比急性减压病及时加压治疗时高,所需的减压时间,往往也更长。

二、现场救治的具体步骤,应遵循以下原则

1.潜水员出水后发病,或因某种原因(战时敌人骚扰,发生潜水事故),未能按相应的减压规则上升,而快速漂出水面(放漂),在迅速而正确地救助出水后,只要现场有可用的加压舱设备,都应尽快送入加压舱,进行加压治疗。加压治疗方案,可选用国家标准《减压病加压治疗技术要求》(GB/T17870－1999)中减压病加压治疗表,见表3－1。

表 3—1　　　　　　　　　　　减压病加压治疗表

治疗方案	治疗压力 MPa (m)	停留时间	上升到第一停留站时间 min	停留站压力 MPa — 停留时间 min														治疗总时间 min
				0.42	0.36	0.30	0.24	0.21	0.18	0.16	0.14	0.12	0.10	0.08	0.06	0.04	0.02	
1	0.18 (18)								(20) 5 (30)	5	(30)	5	(30)	5	(5)	(5)	(5)	145
2	0.18 (18)								(30) 5 (30) 10	(30) 5 (30) 10	(30) 5	30 10	(30) 5 (30) 5	10	(10)	(5)		325
3	0.30 (30)	30	2				3	6	(30) 5	(30) 5	(30)	(5)	(5)	(5)	(5)	(5)	(5)	176
4	0.50 (50)	30	2	5 14	14	14	14	16	(30) 5	(30) 5	(30) 5	(30) 5 (30) 5	(5)	(5)	(5)	(5)	(5)	295
5	0.30 (30)	30	2				3	6	10	10	15	15	20	30	45	100	120	406
6	0.50 (50)	30	2	5	14	14	14	16	20	20	20	30	50	75	80	120	150	660
7	0.50 (50)	30 ~ 80	2	10	40	40	60	60	180	180	180	600	120 60 或 (60)	120 60 或 (60)	120 60 或 (60)	120 60 或 (60)	120 60 或 (60)	2300 ~ 2350

注：1.治疗压力栏括弧内数字为海水柱高度，海水密度取 1.03g/cm³，海水柱 10m 压力相当于 0.10MPa。
　　2.停留时间栏括弧内数字为吸氧时间。

表中，方案 1、方案 2 适用于加压到 18m，潜水员症状消失的情况；方案 3～7 适用于症状加压到 18m 不消失或在减压过程中症状复发的情况。空气加压的速度为 10m/min。危重病人，更应争分夺秒。这是因为机体脑组织、心脏等重要器官，因为气泡栓塞而导致缺氧和营养障碍，极易造成不可恢复的病变，可危及生命。而及时加压治疗，则可避免上述不良后果。实践经验还表明，对于严重违反潜水减压规则的患者,尤其是伴有低血容量性休克的患者,应在加压治疗的同时,及时输入血浆或低分子右旋糖酐,对改善循环功能,帮助机体脱饱和以及防止血栓形成有重要的作用。

2.如现场有可携式单人加压舱,患者是清醒的,在其工作压力范围内,就地安排加压治疗。或边加压治疗边后送,并在可用氧的压力内(小于 180kPa),定期通过供氧装置给患者供氧,注意通风,并做好治疗记录。

3.如现场无加压舱设备,应根据病情,积极进行对症治疗,并尽快利用担任救护任务的直升飞机或船只迅速转送到附近有条件的单位进行加压治疗。转送过程中,使患者保持左侧半俯卧、头低脚高位,并做好病情护理记录。

4.如患者伴有发热、外伤、休克等,迫切需要进行某些急救措施(如止血、人工呼吸等),应分清轻重缓急,根据现场情况,适当安排处理,如现场有加压舱设备,这些急救措施应尽可能在加压舱内与加压治疗同时进行。现场如无加压舱设备,应积极采取上述必要的急救措施,一旦情况许可,仍应迅速送加压舱,进行加压治疗。对于伴有休克的患者,无论是否加压治疗,都应尽早补液,输入低分子左旋糖酐或血浆。急救时,呼吸恢复后,可给中枢兴奋药。

对重型减压病患者的处理,应重视呼吸与循环功能改善,患者呼吸循环的严重障碍必须尽快解除,这不仅是拯救生命所必需,也直接关系到加压治疗的效果,因为呼吸循环衰竭将妨碍惰性气体的脱饱和。

三、预防

尽管减压病的发病机理比较复杂,影响发病的因素也很多,但其最根本、最直接的原因乃是体内气泡形成。因此,在潜水过程中,凡是直接或间接影响(限制或促发)机体内气泡形成的因素,都与减压病预防的成败有关,所以,必须树立"预防为主"思想,熟练地掌握预防减压病的各个环节,认真、细致地做好各方面的工作。潜水作业的安全保障,不仅是医务部门的事,也涉及潜水、机电等各部门的工作。因此,必须在作业船、首长的统一领导下,制订统一的安全计划和方案,共同贯彻执行。只有这样,才能做到思想高度重视、态度严肃认真,组织有条不紊,养成人人遵守制度的好习惯,也只有这样,医学保障工作才能同有关部门发挥应有的作用,主要预防措施有以下几个方面(具体内容参见潜水医学保障)。

(一)进行政治思想和医学常识的教育。

(二)做好平时卫生保健工作,提高潜水员对高气压的适应能力。这方面的工作主要有潜水员的营养保证、体育锻炼、合理安排作息时间和定期进行加压锻炼等。

(三)在潜水作业前做好准备工作,主要有:根据现场实际情况,制定出包括组织管理好作业现场在内的安全措施和医学保障计划;选择、确定减压方法和减压表;认真进行下潜前的体格检查等。

(四)潜水中应保持潜水衣内良好的通风。为此,要求水面供气量每分钟不得少于潜水员所在深度的 80L,同时还应注意潜水员的排气情况,以防发生放漂。

(五)水下工作结束前,应根据潜水员水下工作的实际深度、水下工作的时间(即从潜水员头顶没水起到离开水底的时间止)、劳动强度、水文气象条件以及个体因素等情况正确选择减压方案,并严格按此方案进行减压。

(六)潜水员应善于对自己的感觉进行判断,发现异常情况和不适,应立即报告,以便潜水主管和潜水医生共同研究,及时做出正确结论,采取相应的处理措施。在此过程中,医生也应主动询问、了解潜水员的情况,必要时改变减压方法和修正减压方案,或进行预防性的加压处理。

(七)注意保暖,防止在水下减压过程中的体力消耗和疲劳。因此,要多穿防寒衣,采用减压架等。

(八)为了加速潜水员体内氮气的排出,出水后,可继续给予吸氧,喝浓茶、咖啡等热饮料以及进行热水浴等。

（九）在减压过程中，可用多普勒超声气泡探测仪进行检查，以便早期发现体内的气泡，及时修订减压方案，可有效地防止减压病的发生。

四、减压方法

减压方法：是指潜水员从水下环境上升出水时（或在高气压回到常压时），为控制体内过饱和的惰性气体能从容地通过呼吸道排出体外，以不致在体内形成气泡而发生减压病所采取的一种措施。

减压方法归纳起来有几种：等速减压法，水下阶段减压法，水面减压法，水面吸氧减压法，下潜式加压舱—甲板减压舱系统减压法，不减压潜水。

第 二 节 减压性骨坏死

骨关节的减压性坏死是机体在高气压环境中暴露后,由于减压不当而延迟发生的长骨部分坏死损害,故称"减压性骨坏死"。有人曾取损伤部位组织进行培养,证明是无菌的,故属于"无菌性骨坏死"。

一、临床表现

减压性骨坏死的患者,早期一般无明显的症状和体征,有些病人在负重时或在气候变化时,患时可出现酸痛和不适的感觉,特别在寒冷季节较明显,严重者骨关节严重坏死,关节纤维化、钙化面强直,可出现跛行、站立不能、行走丧失等功能障碍。

二、诊断

减压性骨坏死的诊断,主要根据职业史和 X 线检查。本病患者都有高气压暴露的历史,且大多数曾患有轻重不等的急性减压病,加上骨关节 X 线摄片发现有一定形态特征的病变,如多发生在肱骨头、股骨头及股骨下端、胫骨上端,病灶为多发等。但这些病变特征是非异性的,故仍应和具有类似 X 线表现的其他原因引起的疾病(如动脉疾病、骨肉瘤、原发性骨坏死、外伤、骨结核以及类风湿性关节炎等等)相鉴别。如果有选拔潜水员时的 X 线片做对照,结合高气压暴露史就不难做出鉴别诊断。

三、治疗

本病的治疗仍以高压氧治疗为主,如出现症状,可用止痛、活血化瘀药物及理疗;骨关节损害严重,有肢体功能障碍者,也可行手术治疗,但疗效不理想。国外有用全臼及股骨头换置术对行动困难者进行治疗,收到较好的效果。

四、预防

预防的重点在于安全减压,防止减压病等潜水疾病的发生。就业前进行肩、髋、膝关节部位的 X 线摄片检查,并定期复查,这对及时发现,早期治疗,控制病情发展,争取好的预后,有重要意义。

本病一旦发现后,如无症状和不适,还可从事较浅深度的空气潜水,并控制水下工作时间,应用延长减压方案减压,有条件采用吸氧减压则更好。如已有关节损伤,且出现症状者,应调离潜水或高气压作业岗位,并积极进行治疗。

第 三 节 气压伤

潜水过程中,当机体本身的含气腔室内的压力与外界环境压力不能平衡而出现过大压差时,就会引起机体组织的位移、变形、损伤,称为"潜水气压伤",但习惯上将机体内含气腔室内的压力低于外界环境压力所致的气压伤称为"挤压伤"。这里介绍的潜水气压伤主要包括肺气压伤、耳气压伤、鼻窦气压伤、胃肠道气压伤。

一、肺气压伤

肺气压伤是指在潜水或高气压作业时,由于种种原因,造成肺内压比外界环境压过高或过低,从而使肺组织撕裂,以致气体进入肺血管及与肺相邻的部位,引起一系列复杂的病理变化的一种疾病。

本病在使用各种类型潜水装具潜水上升屏气时极易发生。在使用闭式呼吸器潜水快速上升时,也易发生。本病常常病情急,危险性较大,治疗也较复杂,故应重视。

(一)症状与体征

肺气压伤的特点是:发病急,大多数在出水后即刻至 10 分钟内发病,甚至在上升出水过程中发生;病情一般较重、变化快可突然恶化导致死亡。常见的症状和体征有:

1.肺出血和咯血是具有特征性的、最常见的症状。通常在出水后立即出现,患者口鼻流泡沫样血液或咯血,轻者仅有少许血痰,甚至无出血症状。

2.昏迷可能因脑血管气泡栓塞或肺部损伤性刺激而反射性引起。它可在出水过程中或出水后立即发生。轻者仅表现为神志不清。如果同时合并其他潜水疾病则昏迷的原因就比较复杂,这在实际潜水中,并不少见。

3.胸痛、呼吸浅快是常见症状之一。胸痛轻重不一,深吸气时加重;呼吸快而浅,多为呼气困难,重者甚至呼吸停止。检查时,胸部叩诊可能有浊音区(肺出血区);听诊时,呼吸音减弱,往往可听到散在性大小湿啰音。

4.咳嗽是因肺出血及分泌物刺激呼吸道而引起的常见症状。咳嗽,使肺内压升高,不仅增加患者的痛苦,也促进了病情的恶化。

5.循环功能障碍患者常有心前区狭窄感。检查时,可见皮肤和黏膜发绀;脉搏快而弱,甚至摸不到;血压下降,无法测出;心音低钝,心律不齐。如气泡在心室内聚积,心尖区可听到"水车样"杂音。这时,患者四肢发凉,皮下静脉怒张,严重者出现心力衰竭。如气泡侵入冠状动脉,常无任何前驱症状而心跳骤停,造成猝死。由于气泡在血管内可以移动,故上述症状常表现时轻时重。

6.颈胸部皮下气肿为较常见的体征。如局部压迫严重,可引起发音改变和吞咽困难。检查时,肿胀处触之有"捻发音"。

以上是肺气压伤常见的临床表现症状。由于气泡栓塞的部位不同,也可能出现其他症状。如气泡侵及脑血管,常可引起局部或全身的强直性或阵挛性惊厥、单瘫、偏瘫、语言障碍、运动失调、视觉障碍、耳聋等症状和体征;患者常自诉头痛、眩晕、严重者立即昏迷。如气体从破裂的肺胸膜进入纵隔和胸膜腔,也可分别引起纵隔气肿和气胸。这时患者表现得十分虚弱、表情痛苦,常诉胸骨下疼痛,有呼吸困难和紫绀;如心脏和大血管直接被压迫,可出现昏厥和休克。本病常可并发肺炎,应引起注意。

(二)诊断与鉴别诊断

本病的诊断可根据患者从水下快速上升至水面及出水后立即或随后发生昏

迷的病史,同时,检查发现有口鼻流泡沫样血液或咯血,即可确诊。但也有些轻症患者,出水后意识尚清楚,也无明显咳血征象,这时就必须对该次潜水的全过程进行调查分析,才能最后做出诊断。调查时应着重注意以下几点:

1.了解使用何种装具,从水下上升水面的速度及上升过程中是否屏气。

2.检查所使用的呼吸器,重点检查排气阀、安全阀、呼吸自动调节器以及转换阀的状况和供气流量,观察呼吸袋的充盈状态。

3.调查在出水前,水下有无大量气泡冒出水面。如有,则表示呼吸袋在水下有气体过度充盈或排气过多。

根据上述调查结果,综合分析,就不难得出正确诊断。

本病由于和减压病有共同的病因——气泡,而且在其他方面也有由气泡栓塞引起的症状与减压病有相似之处,故要注意鉴别。

(三)治疗

因为本病和减压病具有同一致病因素——气泡栓塞,故加压治疗仍是最根本、最有效的治疗方法。在加压治疗时,应充分考虑到肺组织损伤的特点。此外,鉴于动脉气栓的严重性,必须强调一切抢救措施都要迅速、正确。为防止本病的发生,正确用潜水装具,上升(减压)过程中不要屏气至关重要。

1.急救与治疗基本程序和措施

(1)发现潜水员在水下已处于昏迷状态,应迅速派人下潜援救出水。援救时注意勿撞击呼吸袋。出水后,使其处于左侧半俯卧头低位,以防气泡进入冠状动脉和脑血管,并以最快的速度卸掉呼吸器和潜水服(必要时可用剪刀剪开);给病人吸纯氧,即使患者病情较轻,也严禁搀扶步行。

(2)尽快进行加压治疗,这对抢救取得成功起决定作用。其作用原理与减压病相同。如果患者呼吸已停止,应毫不犹豫地进行人工呼吸。在选择人工呼吸方法时,应尽可能避免采用压迫胸廓的方式,以免加重肺组织的损伤。一切抢救措施应尽可能在加压舱内与加压治疗同时进行。如现场仅有可携式单人加压舱,则进行上述必要抢救后,立即送入舱内,迅速加至 500kPa 的压力(该舱最大工作压为 500 或 700kPa)进行救治。如在高压下,病情无明显好转或治疗技术上有一定困难,则应利用一切可用的交通工具,尽快送至有治疗加压舱设备、条件较好的医疗单位继续治疗。

(3)如果现场无加压舱设备,应使患者保持左侧半俯卧头低位,并积极采取必要的抢救措施。积极进行对症治疗。同时应不失时机地争取迅速转送到有治疗用加压舱设备的医疗单位。转送时要有医护人员陪同,注意使患者继续保持上述体位,严密观察病情变化,及时进行必要的救护,并做好记录。

(4)对症治疗是改善患者呼吸、循环功能、止咳和预防感染必不可少的措施,无论是否进行加压治疗,都应积极采取。

2.加压治疗的特点和要求本病加压治疗的基本原理和方法,使用的治疗表,皆和减压病的加压治疗基本一致,不同之处是:

(1)加压速度要快,压力要高。根据进舱者咽鼓管通畅情况,尽快地将舱内压力一直升到 500～700kPa。如患者处于昏迷状态,可做预防性鼓膜穿刺,以防鼓膜压破。对进舱抢救的医护人员,应选择咽鼓管通气性良好,训练有素者,否则也应做预防性鼓膜穿刺。

(2)治疗方案的选择,应根据气泡栓塞症状在高压下的减轻和消失情况而定。

(3)在减压过程中,如症状复发,应再升高舱压,直至症状消失,并在此压力下停满 30min 后,按下一级压力更高的方案减压。如患者在治疗过程中或治疗结束后出现耳痛、疲劳、头晕、头痛等不适,往往可能是鼓膜受压引起的,不应看成症状复发,也无须再行加压治疗。

(4)在减压过程中如发生气胸,可适当提高舱内压力 50kPa 或更高一些,并用注射器及时将胸膜腔内气体抽出。如在高压下停留期间,因上述操作而使停留时间超过规定 20min,则应按下一档时间较长的方案减压。

加压治疗结束后,患者应绝对安静地留在加压舱内或舱旁继续观察 24h。与此同时,进行对症治疗,然后再送医院做进一步治疗。如医院就在近旁,患者出舱后,观察 4h 症状无复发,即可转入病房观察、治疗。但一定要有专人护送,防止震动、颠簸。

(四)预防

本病的预防,首先在于要求每一个潜水员了解在潜水过程中屏气的危害性;了解使用自携式呼吸器潜水时的有关知识,并熟练地掌握使用呼吸器的技能。此外,还应做好以下三个阶段的工作:

1.潜水前

(1)对潜水员认真进行体检,如发现肺部有急慢性病变,或有感冒、咳嗽、支气管炎、胸痛等疾患时,应禁止潜水。

(2)仔细检查潜水呼吸器的各部件,尤其是排气阀、安全阀、减压器等性能是否良好;气瓶及其充气压力是否符合要求;整个呼吸器是否气密。检查完全合格才能使用。

(3)潜水员使用闭式呼吸器着装完毕后,严禁拍击呼吸袋,也不能挤压或碰撞呼吸袋。

2.潜水过程中

(1)潜水员应沉着、镇定、严格遵守安全操作规则。

(2)入水后,头顶刚被水淹没,应稍作停留,待证明呼吸器工作正常后,再行下潜。否则,应出水调整。

(3)使用闭式呼吸器时,应随时注意水下呼吸动作要领及呼吸袋充盈状态,使其保持一次深吸气的气量。防止咬咀脱落。

(4)如感觉呼吸困难或气喘,应停止工作,仔细检查呼吸袋内是否有气,呼吸软管是否折瘪,以及气瓶压力的消耗情况。及时采取相应的措施,以排除故障或立即上升,切勿惊慌失措。

(5)水面工作人员,尤其是信号员,应坚守工作岗位,及时询问潜水员的情况,并注意观察水面冒出的气泡。遇有紧急情况需提拉潜水员出水时,用力要均匀,不可过快。拉出水面后,注意勿使呼吸袋碰撞潜水梯或船舷。

(6)潜水员在结束水下工作准备上升时,必须打开排气阀,沿入水绳上升。

3.上升水面过程中

(1)上升过程中严禁屏气。

(2)上升速度不可过快,以每分钟 7～10m 为宜。

(3)上升过程中,万一从入水绳滑脱而迅速上浮时,应保持镇定,保持正常呼吸,不可屏气。为了减慢上升速度,还可用手脚做划水动作。

二、耳气压伤

耳气压伤是由于潜水员在下潜(加压)或上升出水(减压)过程中,因某种原因,使耳的腔道内的压力不能与变化着的外界气压相平衡而导致外耳道、鼓膜、卵圆窗等组织的损伤。由于损伤部位不同,可分为中耳气压伤、内耳气压伤和外耳气压伤。

(一)中耳气压伤

中耳气压伤是由于某种原因使中耳鼓室内压力不能与外界不断变化的气压保持平衡而产生的病理变化。又称气压损伤性中耳炎。

中耳气压伤的发生与咽鼓管的功能有密切关系,中耳鼓室是一个充满气体的腔室。它以鼓膜和外耳道相隔,借咽鼓管通向鼻咽部而与外界相通以平衡气压。咽鼓管为一狭长的、由骨部和软骨部组成的管道,其内壁由纤维组织构成。骨部靠近鼓室端,约占全长的 1/3;软骨部靠近咽端,约占全长的 2/3。骨部与软骨部交界处,是咽鼓管的最狭窄处,称为峡部。软骨段系软骨和纤维膜所构成,因此,该部又称膜部。咽鼓管软、硬二部结合的结构特点,可起单向"活瓣"的作用。在静息状态时,它只让中耳内的气体或液体流入咽部,而阻止鼻咽部内气体或液体流向中耳,见图3-1。在正常静息状态下,咽鼓管口是关闭的。只有在张口、吞咽、打呵欠时,由于腭帆肌和咽上缩肌的运动牵拉使咽腔容积明显缩小,并将咽鼓管向前向下牵动2mm,向内移动3mm,才使其开放。这时空气即可进入鼓室(如果外界气压略高),使鼓室内外气压平衡。在潜水过程中,当外界压力改变时,如因某种原因使咽鼓管通道阻塞,而失去调节作用,就会造成鼓室内外的压差。达到一定程度后,即可导致中耳气压伤。造成咽鼓管通道阻塞的原因有两方面:

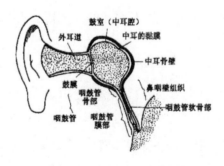

图3-1　中耳和咽鼓管结构示意图

一方面是非病理原因,在下潜过程中,由于潜水员不做咽鼓管通气的动作(如吞咽、打呵欠等),或者因下潜速度太快,来不及做这些动作,就会使咽鼓管软骨部受压,峡部附近的"活瓣"形成瓣膜闭锁,而不能开放。这样,外界不断增高的气压,就不能通过咽鼓管而进入中耳鼓室,导致鼓室内与外界之间产生压差,引起气压伤。

另一方面是病理因素,当感冒、鼻咽部炎症、鼻息肉、下鼻甲肥大及咽部淋巴组织增生时,皆可因局部黏膜充血、肿胀和组织增生导致咽鼓管口阻塞,使其失去调节气压平衡的作用。当潜水员在下潜或上升过程中,鼓室内与外界之间便产生了压差,造成气压伤。中耳气压伤和其他气压性损伤一样,在水下较浅的深度易于发生。

1.中耳气压伤症状和体征

由于中耳咽鼓管的结构特点,在下潜与上升过程中,中耳气压伤的临床表现的轻重程度有所不同。

当下潜时,外界压力逐渐增高,鼓室内压力由于上述某一原因,不能与外界升高的压力保持平衡,而形成相对负压,致使中耳黏膜(包括鼓膜内层)毛细血管充血、渗出,甚至出血。鼓膜由于受外界高压挤压,亦向鼓室内凹陷,见图3-2(甲)。当压差达6.7～8kPa时,就会产生耳痛、耳鸣;若压差继续增大到10.7～13.3kPa时,耳痛可加剧,并向周围放射;当压差超过13.3kPa到66.7kPa时,就会造成鼓膜破裂。这时,耳痛反而缓解。因鼓膜破裂出血,血液流入中耳腔后,患者耳内便有一种温热感。如果两侧损伤程度不一致时,有的患者可出现眩晕恶心。

检查时,可见鼓膜内陷,鼓膜松弛部及锤骨柄附近充血;较重者,鼓膜广泛充血,中耳腔内有渗出液;严重者,鼓膜破裂,尤以鼓膜前下方为多见,中耳内有出血。

根据损伤程度不同,可将中耳气压伤的鼓膜损伤分为五级。

O级:鼓膜正常,但患者主诉耳痛。

Ⅰ级:鼓膜内陷,松弛部和锤骨柄部轻度充血。

Ⅱ级:鼓膜内陷,全鼓膜充血。

Ⅲ级:鼓膜内陷,全鼓膜充血,并有中耳腔积液。

Ⅳ级:鼓膜穿孔或血鼓室。

上升时,周围水压降低,使鼓室内气体膨胀,如果因上述某一原因使鼓室不能与外界相通,则鼓室内就会形成高于外界的压力,推动鼓膜向外凸,见图3-2(乙)。当压差达到或超过0.4kPa时,耳内有胀闷感,随着压差的增大,患者听力逐渐减弱;当压差达2～4kPa时,可产生耳鸣和轻度耳痛。在通常情况下,这时已足以推开咽鼓管口,排出一部分气体而达到新的平衡(当气体从咽鼓管口逸出时,可听到一种"嘀嘀"声或"咝咝"声),因而一般不致造成大的损伤或不造成损伤。但如同时存在挤压伤时,因咽部组织肿胀,使咽鼓管口无法推开,便可引起鼓膜损伤。

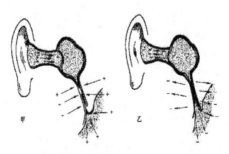

图3-2　下潜及上升时鼓膜内陷(甲)、外凸示意图(乙)

2.诊断

中耳气压伤的诊断并不困难,其主要依据:

有中耳受压的历史,或者有典型的症状和体征。检查时,鼓膜内陷,鼓膜松弛部及锤骨柄附近充血或广泛充血,中耳腔内有渗出物;严重者,鼓膜破裂,中耳内出血。

检查时还应注意:鼻咽腔是否有急性或慢性炎症;是否有鼻息肉,下鼻甲肥大、扁桃体肿大、咽部淋巴组织增生等病症,这些对正确诊断都有帮助。

诊断时,要注意和内耳气压伤鉴别,后者往往是在出水后1～3h才出现临床症状。

3.治疗

对鼓膜未破裂的轻症患者,一般皆可自行恢复;也可用局部热敷、透热疗法、促进其恢复。必要时可给予镇痛剂,以解除患者耳痛和头痛。如疼痛是由于中耳腔内多量渗出液或出血引起,应及时做鼓膜穿刺。这不仅能解除患者疼痛,而且可防止鼓室黏膜组织增生与纤维化,促进损伤组织恢复。

治疗期间,症状未消失之前,禁止参与游泳和潜水活动。

鼓膜已破裂的患者,一般处理原则是保持局部干燥,防止感染,促进其自然愈合。注意不要进行局部冲洗或用药,也不要用器械清除耳中血块,只需在外耳道松松地塞少许消毒棉球,或用纱布盖住外耳道即可。另外,可给予抗生素以防感染。治疗期间,禁止游泳和潜水。

4.预防

中耳气压伤的预防应注意以下几点:

(1)下潜前应认真进行体检。发现有中耳炎,感冒或咽鼓管通气不良等症,应禁止下潜;如有轻度鼻塞,可用1%麻黄素或鼻眼净滴鼻后,再行下潜。

(2)下潜时速度不宜过快,尤其是较浅深度或对新潜水员更应如此。如发生耳痛,应停止下潜,并做咽鼓管通气动作:如吞咽、打呵欠、下颌在水平位上移动等。无效时,可上升1～2m,再做上述动作,直至耳痛消失后,再继续下潜。如耳痛不止,应上升出水。

(3)平时除注意要求潜水员进行体育锻炼和对高气压适应性的锻炼外,也要使潜水员学会张开咽鼓管口的方法,以适应气压的变化。

(4)对有扁桃体肿大、鼻中隔弯曲和鼻下甲肥大的潜水员,应进行必要的治疗。

(二)内耳气压伤

1.病因与发病原理:内耳气压伤是由于在下潜过程中,外界压力不断升高,鼓室内压力因咽鼓管阻塞,不能与外界压力保持平衡,而处于相对负压状态。这时鼓膜受压内陷,通过锤骨、砧骨、镫骨依次传递,压迫前庭窗(卵圆窗),使内耳前庭中的外淋巴液压力相应升高,压力波经耳蜗内的前庭阶,越过蜗管(和蜗孔),传到鼓阶,将其外侧壁上与鼓室相邻的圆窗膜推向鼓室,加上鼓室内相对负压产生的"吸力",更使圆窗膜外凸,这种状态继续发展,就会使前庭窗的环状韧带和圆窗膜过度受力(二者受力方向相反),如果超过其弹性限度就会造成损伤。

破裂后外淋巴液流入鼓室,导致前庭功能和听觉功能障碍,见图3—3。

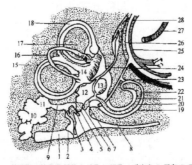

1.外耳道;2.鼓膜;3.锤骨;4.砧骨;5.镫骨;6.前庭窗;7.圆窗;8.咽鼓管;9.鼓窦入口;10.乳突气房;11.鼓窦;12.前庭;13.球囊;14.椭圆囊;15.后垂直半规管;16.水平半规管;17.壶腹;18.上垂直半规管;19.耳蜗;20.前庭阶;21.鼓阶;22.蜗管;23.外淋巴管;24.内淋巴管;25.硬脑膜;26.内淋巴囊;27.小脑;28.蛛网膜下腔

图3—3 外耳道骨部、中耳和内耳在颞骨内之关系

如果在中耳鼓室呈相对负压的情况下,咽鼓管经过强行调压而突然开张,或鼓膜受压穿孔,皆可使外界高压气体"冲"入鼓室,使外凸的圆窗膜受压内陷,而紧压前庭窗的镫骨底板因压力突然解除而急速外移,在这种反向力的作用下,一旦超过了圆窗膜和环状韧带的弹力限度,也会造成上述损伤。

2.症状与诊断:症状往往在出水1~2h后出现。主要表现为听觉和前庭功能障碍,如听力下降甚至完全耳聋、耳鸣、眩晕、恶心、呕吐等。检查时,可发现鼓室内有流出的外淋巴液,圆窗膜或(和)环状韧带有破裂。

诊断内耳气压伤的依据是:有中耳受压或咽鼓管、鼓膜在中耳受压后突然开张、穿孔的病史,以及上述症状和体征。但应注意与减压病的前庭症状(或称内耳减压病)相鉴别,前者在下潜(加压)过程中有耳膜受压或强行开张咽鼓管的经历,且对加压治疗不会有良好的反应;而后者则是由于在内外淋巴液中及内耳血管内形成气泡,以致损伤内耳而发生的,若及时进行加压治疗,症状可能消除。

3.治疗与预防:内耳气压伤后,应尽快进行有效治疗。临床实践表明,在2天内对患者施行专科手术,如镫骨底板复位术及圆窗膜修补术,可消除前庭功能障碍,改善听力,治愈率可达80%。此外,还可用高压氧治疗,给予扩血管药物,对患者听力恢复也有一定作用。治疗过程中应注意使患者卧床休息(抬高头部),禁止在局部用药或冲洗,并防止感染。预防措施与中耳气压伤一致,不另赘述。

(三)外耳气压伤

1.病因与发病原理:外耳气压伤是因外耳道口堵塞(与外界不通)后,在下潜(加压)时,不能与外界压力相平衡而引起。造成外耳道口堵塞的原因,主要是戴软质橡胶潜水帽时,压闭耳屏所致;或者是潜水时使用耳塞,堵塞了外耳道。

外耳道口被堵塞,外耳道就变成了与外界不通的含气腔室。当下潜时,外界气压迅速升高,气体无法进入外耳道,致使外耳道内形成相对负压,引起局部皮下血管扩张,渗出,甚至血管破裂、皮下瘀血、血泡等病理变化。

2.症状与诊断:患者一般无特殊不适,如果出血较多,在外耳道口可看到血液流出。检查可见外耳道壁肿胀,有瘀血点或血泡,如果有出血,检查前可用双氧水清洗,吸干后,可看到边缘不整齐的出血破口。

3.治疗与预防:外耳道气压伤的处理原则是停止潜水。待压差消除后无须处理,可自行恢复;有破裂出血者要预防感染。潜水前要选择适宜的潜水帽,避免造成外耳道口(耳屏)受压闭塞。潜水时禁止使用耳塞。

三、鼻窦气压伤

(一)病因与发病原理

鼻窦包括上颌窦、额窦、筛窦和蝶窦。两侧对称,借狭窄的通道与鼻腔相通。上颌窦、额窦和前组筛窦开口于中鼻道;后组筛窦、蝶窦分别开口于上鼻道和蝶筛隐窝。鼻窦内衬有黏膜,延行连接于鼻腔黏膜。在正常情况下,借助窦腔通道而使鼻窦内外压力保持一致。但在鼻黏膜发炎肿胀、鼻息肉、鼻甲肥大等情况下,由于通道被阻塞,故在潜水过程中,当外界压力不断变化时,窦内压力就不能与外界压力保持平衡,产生了窦内、外压差,这种压差达到一定程度,就可导致鼻窦气压伤。在下潜时,外界压力不断增高,鼻窦内的压力若不能与外界压力保持平衡,则窦腔内可呈现相对负压状态,见图3—4右侧,于是鼻窦内黏膜血管扩张,通透性增加,产生渗出、出血及黏膜肿胀。上升时,外界压力不断降低,窦内气体膨胀后,如不能及时借助通道排出而与外界压力保持平衡,于是窦内压高于外界压力,压迫窦腔黏膜及腔壁,见图3—4左侧,引起症状。

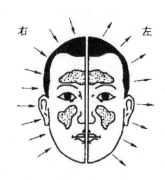

右侧:外界压力升高,腔窦内呈相对负压
左侧:外界压力降低,腔窦内呈相对高压

图3—4 鼻窦气压伤形成示意图

(二)症状与诊断

鼻窦气压伤常发生于额窦和上颌窦。发病时患者感到局部疼痛,随着压差的增大而加重,甚至达到难以忍受的程度。也可有头痛和鼻塞感。

检查时,患者眼眶内上方(额窦)或患侧尖牙窝(上颌窦)有压痛;较严重者,除有难忍的剧痛外,还有血液自鼻孔流出或自鼻咽部分泌物及痰中发现有血迹。对于鼻腔是否有炎症、息肉、鼻甲肥大等病变,以及有无龋齿等情况,也应注意检查,以资鉴别诊断。

诊断时,可根据患者在潜水或气压变化过程中,有鼻窦处疼痛的病史和上述临床表现来确诊。在有龋齿腔的情况下,气压变化时也可引起局部疼痛,应注意鉴别。

(三)治疗

1.用1‰麻黄素或鼻眼净滴鼻,使黏膜血管收缩,恢复鼻腔和鼻窦的通气功能。

2.局部热敷,并给予镇痛剂,以减轻疼痛并促使病变恢复。

3.给予抗生素以防止感染。

(四)预防

鼻窦气压伤的预防措施,与中耳气压伤相似。但不同的是,有疼痛即应停止潜水或加压,因自身无法调节。对有鼻腔疾患及龋齿腔的患者,应请专科医生治疗。

四、胃肠道气压伤

(一)病因

胃肠道气压伤是指上升(减压)过程中,胃肠道管腔中的气体膨胀所引起的不适或疼痛。

胃肠道内气体可能来自以下几方面:

1.食物或饮料中含有气体;

2.吞咽食物时带入的气体;

3.食物在肠内发酵产生的气体;

4.下潜时做吞咽动作以进行中耳调压时咽入的压缩气体等。

(二)症状

在减压时,胃肠腔中的气体膨胀,顶挤横膈向上,胸腔体积缩小,肺组织扩张受限,可引起呼吸困难;胃肠壁受刺激引起腹胀或恶心等不适,有时还可因引起胃肠壁平滑肌强有力的收缩、痉挛而发生呕吐、绞痛等。

胃肠道胀气可被嗳气或放屁所缓解,一般很少会发展得十分严重。

(三)诊断与治疗

胃肠道气压伤引起的腹痛与减压病引起的腹痛不同,应注意鉴别。

对于胃肠道气压伤的处理措施是减慢上升速率或停止上升一段时间。严重者可适当地下潜(加压)。

(四)预防

为预防本病的发生,在下潜前应避免吃易产生气或含气体多的食物和饮料(如汽水之类),避免饱餐;在下潜时,不做不必要的吞咽动作。

第 四 节 挤压伤

潜水员挤压伤是指在潜水过程中,因某种原因使机体某一部位的压力低于外界环境压力,造成该部位不均匀受压,而导致组织损伤的一系列病理变化。潜水员挤压伤可分为全身挤压伤和局部挤压伤两大类。

一、全身挤压伤

在使用通风式潜水装具潜水时,由于机体不均匀受压而出现组织充血、水肿、损伤和变形等一系列病理变化,称为"全身挤压伤",又称"潜水员压榨病"。

(一)病因和发病原理

在使用通风式潜水装具进行潜水的过程中,由于装具结构上的特点,金属头盔和领盘能扛住一定的水压,而潜水衣则不能扛压。因此,一旦因某种原因使潜水衣内的气压突然降低,就会在外界高水压的作用下,使潜水衣紧紧贴在胸部以下身体的各部位,而头胸部则在硬质头盔、领盘的保护下,可不致受压。由于头盔内气压低于外界水压,这就形成上部头盔内与下部潜水衣内的压力差。这样,头盔内就处于相对负压状态,起类似拔火罐的作用,见图3-5。

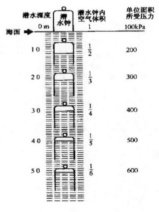

图3-5 潜水时气体体积与
水深变化的关系

潜水衣所包裹的身体各部分,如腹部和下肢等的血液、淋巴液,在外界较高静水压的作用下,被挤向头、颈和上胸部(硬质头盔和领盘覆盖的范围内),使这些部位的静脉和毛细血管极度充血扩张,甚至出现瘀血、渗出、出血、组织水肿和变形等一系列严重病理变化,造成机体组织的缺氧和损伤。

(二)发病因素

造成潜水头盔内压力低于外界水压的因素有:

1.下潜速度太快或从浅水处突然跌入深水处,而水面又来不及向潜水装具内供给相应的压缩空气以平衡外界水压。

2.水面供气不足或供气中断,而潜水员仍继续下潜或又大量排气。这种情况多由供气软管阻塞或断裂所致。如果潜水员将腰节阀开得太小,也可造成供气不足。

3.排气过度。常见于潜水员因缺乏经验怕放漂而自行大量排气,也可发生于潜水衣破裂或排气阀关闭不严时造成自动向外排气。

4.在加压舱内使用装具时,可因调压不当或从舱外常压下采集装具内气样时操作不当,使舱内压突然升高或装具内气压突然下降。

应当指出,本病在较浅深度时更易发生,见图3—6。

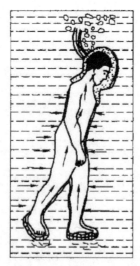

图3—6 全身挤压伤的形成示意图

(三)症状与体征

全身挤压伤的症状和体征及其严重程度,一般与压差的大小有关。

1.轻度:潜水装具内气压稍低于外界静水压,就会使潜水衣轻度受压而紧贴躯体。这时,潜水员便感到胸部受压,吸气困难。

2.中度:由于潜水装具内气压很低,造成装具内外压差较大。在相当于潜水装具金属领盘下缘以上的皮肤可见到全身挤压伤的典型体征——界限分明的皮肤紫红、皮下瘀斑。这在使用十二螺栓潜水装具时更为明显。还可见患者口鼻黏膜和眼球黏膜充血、出血,鼓膜亦可因咽鼓管口被肿胀组织所堵而受压、充血或撕裂,头与颈部组织肿胀。由于脑、胃、肺等器官均可充血、出血,还可引起剧烈头痛、胃出血、便血、咳血等症状,甚至出现呼吸与循环功能障碍。

3.重度:潜水装具内外压差过大时,患者头部和颈部严重肿胀、充血,有的因此而无法摘下头盔。这时患者多处于昏迷状态,眼球突出,耳、鼻、口腔、眼黏膜下及视网膜出血,甚至失明。有时可能出现胸骨、肋骨骨折。如有颅内出血、颅内压增高等,还可导致一系列神经功能障碍,严重者可立即死亡。

(四)诊断

本病的诊断并不困难,根据其特有的病史和典型症状、体征,即可直接做出诊断。

(五)急救与治疗

1.迅速抢救出水:潜水员发生挤压伤后,在水面保持有效供气的情况下,应令其迅速出水。如已发生严重的全身挤压伤,在提拉出水时,用力要均匀,不宜过快,切勿拉断信号绳和(或)供气软管,在水文气象条件恶劣的情况下,尤其要注意。

2.出水后的加压处理:患者出水后应平卧,并迅速卸去潜水装具,送入加压舱内,进行加压处理,这是因为潜水员上升出水太快,可能同时发生减压病。其他急救与对症治疗可在加压舱内与加压处理同时进行。加压处理应按以下原则进行:

患者症状较轻且未发现减压病症状,在加压舱内可按空气潜水减压表,根据患者潜水深度和水下工作时间加上救出水面进入加压舱并加至一定压力的时间的总和,选择适宜的方案进行减压。舱压减至 180kPa 以下,给予间歇吸氧。如在下潜过程中即发生全身挤压伤,由于高压下暴露时间极短,也可不进行加压处理。

患者症状较重,无论是否出现减压病的症状,皆应按减压病加压治疗原则进行处理。因为这时患者不仅由于肺组织及身体其他组织充血、水肿,影响了氮气的排出,容易发生减压病,而且在严重全身挤压伤的情况下,减压病的症状又往往被掩盖。在未发现和无法判明减压病症状的情况下,治疗方案的选择仍应视患者在压力下的反应而定。治疗压力一般不应小于该次潜水深度相当的静水压,并在安全用氧压力下给予间歇吸氧。凡需要加压治疗,而现场又无加压舱者,可使患者在平卧体位下,先行其他急救与对症治疗,同时应争取时间,尽快转送到有治疗加压舱设备的医疗单位,做进一步治疗。

3.对症治疗:主要是防治休克和感染,使各项症状和体征尽早消退。

本病经上述处理后,一般预后较好。轻者可在 2～3 周内恢复;重者则需较长时间的治疗和休养;严重患者,如治疗不及时,可造成死亡。

(六)预防

潜水挤压伤的预防,应掌握以下几个环节:

1.下潜前应认真检查潜水装备和装具。如压气泵、储气瓶、装具各部件(特别是头盔的排气阀和进气管的单向阀)的性能是否良好,软管、接头阀件是否连续牢固等,以免突然发生泄漏、断裂、供气不足甚至中断等故障。

2.下潜时严格遵守各项规定。如潜水员必须沿潜水梯逐级入水,严禁直接跳入水中。头盔没水后应稍事停留,待证明一切正常时,再沿入水绳下潜。下潜时速度不宜过快。对新潜水员或技术不熟练者,一般每分钟不应超过 5～10m。下潜中如感到受压,应立即停止下潜,不要排气,并要求水面增大供气量,待感觉正常后,再继续下潜。如有腰节阀,潜水员应经常注意调节气量。

3.水下工作时,潜水服内应保持一定的气垫,一般以领盘刚脱离双肩为宜。

在高低不平且地形复杂的海底、在沉船的甲板或圆柱形浮筒上行动时,必须适当加大气垫以减少负浮力,防止突然滑落深处;并提醒水面人员注意观察供气压力的变化,同时控制好信号绳和软管。

4.若发生意外事故,应沉着、果断,水面、水下密切配合,及时采取措施。

(1)如排气阀损坏,关闭不严或潜水衣破裂,水面在大量供气的同时,可令潜水员立即上升出水。

(2)如因某种原因发生供气中断,应通知潜水员停止排气,并立即上升出水。潜水员在上述情况下出水后,应进行预防性加压治疗。

(3)发生放漂时,水面人员应收紧软管、信号绳,以防万一潜水衣胀破,失去正浮力,而又重新沉入水底,造成严重挤压伤。

二、局部挤压伤

局部挤压伤是指戴面罩的轻装潜水员,在潜水过程中(主要是在下潜过程中),由于面罩内压低于外界压力而导致的挤压损伤。

(一)病因

造成面罩内气压低于外界静水压的原因,不同类型的面罩不尽相同。主要有:

1.戴眼鼻面罩或有咬嘴的全面罩进行潜水,在下潜时,要使面罩内密闭空间的气压与外界不断增加的水压保持平衡,就要用鼻子相应地向面罩内呼气。如果下潜速度太快,外界水压迅速增加,而潜水员忘记或来不及用鼻子及时向面罩内呼气,就会使面罩内处于相对负压状态,于是面罩就像拔火罐似的紧吸在潜水员面部,造成损伤,故又称面部挤压伤。

2.佩戴没有咬嘴(用口鼻自然呼吸)的全面罩下潜时,外界水压迅速增加,而面罩内由于供气不足或中断(如供气调节器失控等),很快呈现相对负压,造成面部损伤。这时还可能引起胸廓的挤压伤甚至肺气压伤。

3.无论戴何种面罩进行潜水,如果潜水员在下潜时屏气,也可能产生面部挤压伤,同时还可能并发胸廓的挤压伤。

(二)症状、体征和诊断

当面罩内外压差较小时,潜水员仅感到面部被抽吸,同时和面罩边缘接触的皮肤有轻压感。随着压差的增大,症状也愈严重,会出现疼痛,甚至剧烈疼痛;还可能出现视力模糊,甚至失明;由于胸部受压,也可能出现呼吸困难和胸痛。检查时,轻者面罩范围内的皮肤有红肿、瘀血斑,眼结膜充血及鼻腔出血;严重者可见眼球凸出,甚至视网膜出血。胸廓挤压严重时,有咳血(肺出血)甚至肋骨骨折。根据上述病史和症状表现即可确诊。

(三)治疗

在现场,对面部红肿、瘀血的轻症患者,给予局部冷敷;重症患者,除用镇痛剂止痛外,应给予吸氧,并根据具体病情做相应的处理。待病情稳定后转送医院。

有肺气压伤征象者,应按肺气压伤救治原则处理。患者送至医院后,除继续上述治疗外,应根据损伤程度做进一步相应的处理。有视网膜出血者,应请专科医生诊治。注意预防休克和肺部感染。

(四)预防

潜水前:应认真检查装具的性能,使其处于良好状态。

1.检查气瓶内压缩空气的压力,能保证本次潜水的需要。

2.严格检查自动供气调节器及软管、接头确保良好。

下潜过程中:切勿屏气。下潜速度不宜太快,并根据下潜速度,及时用鼻子向面罩内呼气,以保持面罩内外的压力平衡。

第 五 节 氮麻醉

氮麻醉是机体因吸入高分压氮而引起的一种中枢神经系统的功能性病理状态。当机体脱离高分压氮作用后,即可恢复常态,因而它是可逆的。由于这种状态与临床上应用的全身麻醉及酒醉颇有相似之处,故称为"氮麻醉"。虽然氮麻醉不会对人体的健康和生命造成严重的危害,但是在潜水过程中,发生氮麻醉引起神经功能障碍,使潜水员容易操作失误导致发生其他更危险的疾病和事故。

一、氮的麻醉原理

高分压氮及其他惰性气体对机体的麻醉作用的原理,至今尚无一致的看法。大多数人支持"类脂质学说"(即"脂溶性学说"),即惰性气体容易进入富有类脂质的神经细胞膜,妨碍和阻断神经突触的正常传导功能的结果。中枢神经系统的脑干网状结构中突触非常多,所以较易受累及。在初期和较轻程度时,形成中枢神经系统的"脱抑制"状态。随着阻断突触传导功能的作用加强和范围扩大,特别是由于网状结构中的上行激醒系统受抑制,使大脑皮层不能维持正常的觉醒状态;加以大脑皮层本身的神经细胞突触对高分压惰性气体敏感,以致发生麻醉。

事实证明,氩、氪、氙的脂水溶比都比氮大,它们的麻醉效能也都大于氮,而氢、氖、氦的脂水溶比都比氮小,它们的麻醉效能也确实比氮小,从而有力地支持了这一学说。该学说在潜水医学中的实践意义在于启发人们选择脂水溶比小的气体配制人工混合气体,减轻或避免深潜水中惰性气体的麻醉作用,见表3-2。

表 3—2　　　　　　各种惰性气体的脂水溶比及相对麻醉性

气体种类	分子量	脂中溶解度	温度(℃)	水中溶解度	脂水溶比	相对麻醉性
氙 Xe	131.3	1.700	37.0	0.085	20.0	25.64
氪 Kr	83.7	0.490	37.0	0.051	9.6	7.14
氩 Ar	40.0	0.140	37.0	0.026	5.3	2.33
氮 N_2	28.0	0.068	37.0	0.013	5.2	1.00
氢 H_2	2.0	0.048	37.0	0.016	3.0	0.55
氖 Ne	20.0	0.019	37.6	0.009	2.0	0.28
氦 He	4.0	0.015	37.0	0.008	1.7	0.23

二、症状与体征

症状与体征的具体表现及轻、重程度,可因个体以及环境的差异而有较大的差别,主要为情绪、智力、意识方面的障碍,运动障碍,感觉障碍以及其他一些变化。

1.精神活动障碍

(1)情绪异常:多见有欣快、多语、无故发笑,甚至狂欢。当氮分压高达一定程度时,即使训练有素的潜水员,也常发生拉着信号绳打拍子、唱歌等情况。情绪变化还表现为咒骂、埋怨和拒绝执行水面人员的正常指令而轻举妄动。也会出现忧虑、惊慌、恐惧感。情绪变化的表现形式虽然不尽相同,甚至性质相反,但就中枢神经系统活动的变化本质来看,都是由于"脱抑制"产生的。

(2)智力减退:主要为判断力下降,对简单的事物也不能很快正确鉴别,即刻的、短暂的记忆力减退尤明显。一些亲自进行的操作或曾努力记忆的重要的简单数据,在数分钟后即被完全遗忘;思维能力减弱,注意力不集中,对常压下能正确、迅速地运算的数学题,不仅运算缓慢而且多有差错。

(3)神志不清:见于严重发病者,表现为昏昏沉沉,意识模糊甚至神志丧失,在可能出现短暂的强烈兴奋后,出现麻醉性的昏睡。

2.协调障碍

主要表现在神经—肌肉活动方面。精细动作难以完成,粗大动作表现为举止过度、定位不准;难以维持正常体态等,甚至完全丧失有效活动的功能。

3.感觉异常,可出现口唇发麻,感觉迟钝甚至失去痛觉;有人尝到一种金属味;出现眩晕或幻视。患者在返回常压后,仍有疲倦、嗜睡的感觉,严重者记忆力丧失可持续数小时。如若采用吸氧减压法,减压后其症状可以大为减轻或完全消失。

上述症状与体征的出现及程度的轻重,与高分压氮有直接的关系。在其他条件一致的情况下,氮分压越高,麻醉的出现越早,发展也越快、越严重。对于未适应的机体,处于不同程度高分压氮的环境中,多数人所表现的麻醉症状、体征与氮分压的关系,大致如表3—3。

表3—3　　　　　　　　氮分压与氮麻醉的症状和体征之间的关系

深度(m)	氮分压(kPa)	症状和体征
30	320	轻松、自信、轻度欣快。精细动作效率低,精细分辨困难
50	480	愉快、多话或有些眩晕,动作不准确。 但尚能基本保持自身感觉,或者有嘴唇发麻感
70	640	笑失去控制,注意力不集中,较少或不注意自身安全。 记忆力及工作能力明显降低,思维紊乱,易出差错。 对信号刺激反应迟缓。有外周性麻木感或刺痛
80	720	明显的运动失调障碍,定向能力和自制能力降低, 已不能执行水下作业任务
90	800	在一定时间内意识模糊,出现抑郁、幻觉、恐惧, 失去清晰思维和有效的神经—肌肉运动
100以上	880以上	麻醉性昏睡(在此之前或有短暂的强烈兴奋), 神志丧失(或接近神志丧失)

三、影响氮麻醉的因素

氮麻醉发生的速度和严重程度,除了高分压氮的决定作用外,还受其他多种因素的影响。主要的有两个方面,一是外界条件,如二氧化碳分压大小;二是机体本身的因素,如个体差异等。

(一)二氧化碳等因素的影响

机体处于一定的高分压氮下,体内的二氧化碳张力越高,氮麻醉发生越快,越严重。一般认为,可能是因为二氧化碳张力增高,使血管特别是脑血管扩张,血流量增加,因而进入脑组织的氮量也增多的缘故。

此外,饮酒,各种麻醉剂的使用等,都可以加速氮麻醉的发生或加重氮麻醉的程度。

(二)个体差异

不同个体对高分压氮的麻醉作用的耐受能力有很大差异。即使各种条件一致,不同潜水员对氮麻醉的反应也不相同。例如:在60m水深的作业中,有的潜水员全无不良感觉,十分清醒;有的却如酒醉样头昏。这种个体耐受能力的差异,并不和他们的健康程度以及他们对其他临床疾病的免疫力、抵抗力相平行。有人提出大量饮酒而不醉的人对氮的麻醉作用也有较强的耐受性。

(三)机体的适应性

机体对氮麻醉的适应幅度很大。经常进行加压锻炼和深度较大的潜水,使机体反复处于高分压氮的环境中,就能获得这种适应性。适应性的获得可使造成麻醉的氮分压阈值大大提高,从而使人们可以在相对的较大深度下从事作业。

在每次潜水作业中,随着机体暴露于高压下的时间延长,也存在着短暂的适应性的问题。实践表明,在压缩空气潜水或加压中发生了氮麻醉后,若继续暴露于高分压氮中,数分钟之后症状就可能有所减轻。此后甚至再停留 2~3h,氮麻醉的程度都可能不再加重,反而得以缓解。这一现象的产生机制,目前尚不清楚。

(四)主观能动性

人的主观能动作用在一定程度上对氮麻醉的发生和发展产生不可忽视的影响。例如:由于虑、害怕、着急,会加重由氮麻醉造成的病态恐惧和急躁;由于恐慌而导致的手足失措,会在氮麻醉造成的动作失调的基础上,造成更严重的后果。反之,如果潜水员充分地调动主观能动性,意志坚强,也能在一定程度上减少氮麻醉的影响。这在实践中也得到了证实。

四、救治措施

对氮麻醉本身无须特殊治疗。多数患者在离开高分压氮环境后,症状、体征会很快消失。即使少数严重患者在减压后有短时遗忘症等,也都可自行完全恢复。对曾有意志丧失的患者,可入院观察 24h。在发生氮麻醉后所采取的具体措施有:

(一)氮麻醉一般发生在下潜过程中或着底后,如果氮麻醉程度较轻,可减缓下潜速度,或在着底时稍事停留。若已适应,症状消失,则可继续作业。反之则应根据情况升至第一停留站或回到水面。

(二)氮麻醉时,潜水员可能发生多种事故,造成严重后果。所以此时水面人员要做好援救和加压舱设备等一切准备。

五、预防

(一)限制空气潜水的深度

预防氮麻醉的首要措施是限制空气潜水深度,以限制氮分压的增高。一般认为,缺乏锻炼的潜水员进行通风式潜水时,潜水深度应小于 20～30m,空气自携式潜水深度应小于 40m。有经验的潜水员进行通风式潜水的深度,应小于 60m。

(二)采用氦——氧常规潜水

有条件者,对深于 60m 的潜水作业,应酌情采用麻醉作用小的氦气来配制人工混合气(氦氧混合气)作为呼吸气体,即采用氦氧常规潜水。它可完全防止氮麻醉。

(三)组织加压锻炼

加压锻炼可提高潜水员对高分压氮的耐受力。应有计划、有步骤地组织进行。

(四)控制影响条件

严格掌握压缩空气中二氧化碳浓度的卫生学标准;大深度空气潜水时,不应下潜过快;着底后立即加强通风,以降低头盔中的二氧化碳浓度;潜水前禁止饮酒,以防止乙醇与氮的麻醉效能发生协同作用。

第 六 节 氧中毒

氧气是维持机体生命活动不可缺少的物质。吸入气中氧浓度升高,或环境压力增高,皆可使氧分压增高。机体呼吸一定时间的高分压氧后,可出现毒性反应,使机体功能和组织受到损害,这种现象称为"氧中毒"。氧中毒的发生受环境因素的影响,在水中比在干燥的高气压环境中发病率高;劳动强度愈大,氧分压愈高,发病率也愈高,症状出现也愈快。

一般认为:连续 3h 以上吸入分压 60~200kPa(0.6~2.0ATA)以上的氧气,可引起慢性氧中毒。因其病变主要表现在肺部,故又叫肺型氧中毒。吸入分压为 200~300kPa(2.0~3.0ATA)以上的氧气,可引起中枢神经系统的惊厥症状。氧分压愈高,出现症状的潜伏期也愈短,甚至数分钟内即可发病,故称急性氧中毒,又称惊厥型或中枢神经型氧中毒。此型亦可同时存在肺部的症状。

一、病因及影响发病的因素

潜水中发生氧中毒的主要原因是由于潜水深度大、呼吸气中氧分压升高或在高压氧环境中停留的时间长。在使用氧气做呼吸气的潜水中,超过潜水深度——时程阈值后;或在使用氦氧潜水装具潜水时,混合气中氧分压过高,或在舱压大于 180kPa 吸氧时皆有可能发生惊厥型氧中毒。肺型氧中毒则多见于长时间呼吸富氧混合气体的饱和潜水,或者在上述潜水后由混合气体改为吸氧减压时。

然而,发生氧中毒的深度——时程阈值也不是固定不变的,它受多方面因素的影响,主要有:

（一）个体差异机体对高压氧的耐受力因个体不同而不同。即使同一个体，在不同情况下，对高压氧的耐受力也有差别。此外，精神紧张、情绪波动、睡眠不足和疲劳等，也都会降低机体对高压氧的耐受力。

（二）药物的影响动物实验证明，一切能提高兴奋性，增高代谢率的药物，如甲状腺素、肾上腺素、肾上腺皮质激素和交感神经兴奋剂等，均可加剧氧的毒性作用；反之，降低兴奋性、抑制代谢的药物，如有镇静、安眠作用的药物，均可降低氧的毒性作用。

（三）二氧化碳的影响动物实验结果表明，体内二氧化碳的潴留可增强和加速氧的毒性作用。

（四）劳动强度潜水时劳动量大，容易促发氧中毒。这可能是由于运动时代谢增强，二氧化碳产生增多所致。

（五）温度的影响一般来说，低温可延长机体对氧中毒的耐受时限，而高温则可降低机体对氧中毒的耐受力。这是因为温度的变化直接影响了机体代谢率的缘故。然而，潜水时水温又不能太低，太低使机体能量消耗增加，反而降低了机体对高压氧的耐受力。

二、发病原理

氧中毒的发病原理比较复杂。现将目前比较公认的观点综述于下：

（一）高压氧使氧自由基的生成增多，从而破坏了神经细胞的正常代谢。

（二）高压氧的毒性作用抑制了葡萄糖的氧化代谢和神经递质酶的合成。

（三）氧中毒引起的肺部及其血液动力学方面的一系列改变，可能是由高压氧对肺部的直接作用和通过神经内分泌系统的间接作用所致。

三、症状与体征

(一)肺型氧中毒

机体长时间吸入 60～200kPa 的氧后,即可出现肺型氧中毒。其肺部病变的临床表现主要有胸骨后不适或烧灼感,连续咳嗽、吸气时胸部剧痛,并有进行性呼吸困难。严重患者将出现肺水肿、出血和肺不张,最后可因呼吸极度困难而窒息死亡。

(二)急性惊厥型氧中毒

当吸入分压为 200～300kPa 以上的氧气时,会出现急性的以惊厥为主的神经系统症状。

临床上将其发展过程分为三期,即前驱期、惊厥期和昏迷期,这三者是一个连续变化的过程,发展较快,彼此之间无明显的分界。现将三个发展阶段的临床表现综述如下:

多数患者先有口唇或面部肌肉颤动及面色苍白,继而可有前额出汗、眩晕、恶心甚至呕吐以及瞳孔扩大等植物神经系统功能紊乱的症状;也可出现视野缩小、幻视、幻听;还有出现心悸、指(趾)发麻、情绪反常、烦躁不安等情况。

上述症状并非每次都会全部出现,有时甚至无任何前驱症状而突然发出短促尖叫发生惊厥。惊厥时似癫痫大发作样全身强直性或阵发性痉挛。每次发作可持续 30s 至 2min 左右。在此期间,患者牙关紧闭、口吐白沫、神志丧失,也伴有大小便失禁。如果患者出现惊厥后,立即离开高压氧环境,则惊厥可停止(严重者还可能发作 1～2 次),但仍将酣睡不醒。病情严重者,醒后仍意识模糊或神志错乱,记忆力丧失,并伴有头痛、恶心、呕吐以及动作不协调等症状。一般在 1～2h 后可恢复。

如果患者在惊厥发作后仍不离开高压环境,则可能很快出现昏迷,并因呼吸极度困难而死亡。

四、急救与治疗

氧中毒,尤其是急性氧中毒,一旦发生,均有病情急、发展快的特点。以急性氧中毒为例,救治的基本原则是:及时发现先兆症状,迅速离开高压氧环境,防止惊厥发生。具体救治措施如下:

(一)在加压舱内吸氧减压或高压氧治疗(面罩吸氧)时,一旦发现先兆症状,应迅速摘除面罩,改吸舱内空气。当潜水中潜水员出现氧中毒的先兆症状时,应立即上升出水。为防止肺气压伤的发生,上升速度一般应控制在 10m/min 以内。

(二)出水后的救治

1.患者出水后,立即卸装、静卧、保暖,一般轻症患者可很快自行恢复。需要加压处理者,立即送入加压舱进行治疗。一般可采用空气减压的延长方案,即各站减压停留时间做适当延长。如因上升出水过快而发生肺气压伤,则应按肺气压伤的加压治疗原则进行处理。

2.如患者出水后熟睡不醒,应有专人护理,以防突然发生惊厥。

3.出现惊厥的重症患者,应给予抗惊厥等对症治疗。由于惊厥型氧中毒多数伴有肺部损伤,故禁用氯仿等吸入麻醉药。

五、预防

潜水中,为了预防氧中毒的发生,应做好以下几项工作:

(一)加强宣传教育,提高全体作业人员对氧中毒的认识。严格遵守各项操作规则,认真负责地进行工作;要使潜水人员对氧中毒的前驱症状有所了解,以便及时发现,迅速采取有效措施,防止惊厥的发生。

（二）作业前严格检查潜水装具、供氧设备及加压舱压力表的性能。

（三）选拔潜水员时要做氧敏感试验。具体方法是：被试者进舱后，用压缩空气使舱压升至 150～180kPa，并在此压力下吸纯氧 30min，以观察其反应。如出现氧中毒症状，即为阳性（发现氧中毒的前驱症状，应迅速摘除面罩，停止吸氧）。氧敏感试验阳性者，不宜担任潜水员。

（四）在使用氧气潜水时，要严格控制潜水规则规定的水下深度及停留时间极限（见表 3—4）。

表 3—4   氧气轻装潜水员在不同深度水下停留时间的极限

水深（m）	停留时间（min）
3.0	240
4.5	150
6.0	110
7.5	75
10.0	30

（五）在加压舱内吸氧减压时，只能在舱内压强小于或等于 180kPa 时呼吸纯氧，并要严格执行减压表中规定的吸氧时间和方法。

（六）如需较长时间吸氧，目前多主张采用间歇吸氧法，即吸氧 30min，再吸空气 5min，或吸氧 30min，再吸空气 10min，如此反复进行。这样提高机体对高压氧的耐受力，但鉴于氧对肺的毒性作用是可以积累的，因此有人提出"肺脏氧中毒的剂量单位"这一概念，并规定了在一次吸氧的全过程中，UPTD 的累积数值标准，即：吸氧减压治疗轻型潜水病时，不宜超过 615UPTD；高压氧疗法或治疗重型减压病时，不能超过 1425UPTD。

（七）潜水员平时应注意按规定作息、饮食和锻炼，控制影响机体的不利因素，以提高机体对氧的耐受力。

（八）某些药物也有一定的预防作用，如改善大脑代谢的 γ—氨基丁酸（口服

1g 或溶于 250～500ml 的 5％～10％葡萄糖液中静脉滴注)和维生素 B_6(100～200mg 口服或肌肉注射),含巯基的药物(如硫辛酸等)以及具有抗氧化作用的维生素 C 和维生素 E 等。

第 七 节 缺氧症

氧气是机体生命活动不可缺少的物质,如果机体不能获得足够的氧气,或因某种原因使组织不能有效地利用氧气,皆可造成缺氧。机体由于缺氧而出现的病症称为缺氧症,在潜水过程中,因上述原因而引起潜水员的缺氧病症,称为潜水员缺氧症。

在临床上根据缺氧原因及其临床征象的病理过程不同,常将缺氧症分为供氧不足性缺氧(它包括少氧性缺氧,即血液性缺氧和循环性缺氧)和用氧障碍性缺氧即组织性(中毒性)缺氧。

另外,还可根据缺氧发生、发展过程的快慢,分为急性缺氧和慢性缺氧。在潜水过程中潜水员发生的缺氧症,主要是由于供给潜水员的呼吸气体中氧分压低于 16kPa 而引起的,故属于供氧不足性缺氧。在各种潜水装具可容纳的呼吸气体容积不大的情况下,供氧不足可导致氧分压迅速降低,使缺氧的发生和发展非常迅速,往往没有明显的先兆症状而突然昏迷,故属急性缺氧。据以往调查资料分析,缺氧症的发病率占轻潜水作业潜水事故的首位(34%)。

一、潜水中导致供氧不足的原因

潜水中发生缺氧多见于使用闭式呼吸器时。使用通风式潜水装具、开放式潜水装具潜水中也有发生。在供气不足造成缺氧的同时,往往伴有二氧化碳积聚而引起"窒息"。此外,在常规氦氧潜水和饱和潜水中配制氦氧混合气时,氧浓度太低,也会发生。现将潜水中发生缺氧的原因分述于下:

(一)装具和设备故障造成的供氧不足

这种情况往往是工作人员潜水前没有认真检查所致。常见的有:使用闭合式呼吸器时,氧气瓶阀或供气装置漏气,氧气额定流量太小,甚至供氧装置失灵,不能供氧;使用开放式呼吸器时,呼吸调节器发生故障;使用通风式潜水装具潜水时,供气设备故障或供气软管阻塞,破裂等皆可造成供气中断。

(二)违反操作规则

闭合式呼吸器的氧气瓶内充氧不足或已使用过的氧气瓶未经测压又重复使用,皆可造成潜水中供氧不足。另外,无论使用闭合式呼吸器、开放式呼吸器或屏气进行潜水时,超过规定的水下深度——工作时间限度,亦可使装具内和肺内的氧气耗尽而导致缺氧。使用闭合式氧气轻潜水装具呼吸纯氧进行潜水时,随着水下工作时间的延长,氧气被机体所消耗,体内不断被清洗出的氮气在呼吸袋内逐渐增多,占据了袋内有限的空间。如不按时清洗换气,以排出多余的氮气,就可能发生缺氧。这是因为在水下工作结束时,如果呼吸袋内氧含量降至 7% 时,在一定深度下(如 15m 深度处),其分压为 $250 \times 7\% = 17.5 \text{kPa}$,尚不致发生缺氧。这时如果上升出水,则随着环境压力降低,氧分压也下降,当上升到 12m 时,氧分压可降为$(220 \times 7\% =)15.4 \text{kPa}$ 而发生缺氧。故在长时间潜水结束后上升前,必须进行呼吸袋清洗换气。屏气潜水时,超过一定的深度—时间极限,使肺内氧浓度降低后再上升出水,发生缺氧的道理也相同。

(三)混合气体配制错误

在进行饱和潜水或常规氦氧潜水时,供潜水员呼吸的人工混合气体(如氮氧、氦氧及氮氦氧等)配制错误,如将氧浓度计算少了或误将氮气作为氧气充入瓶内,皆可导致急性缺氧。

二、症状与体征

一般来说,呼吸气中氧分压下降愈多、愈快,症状出现也愈快、愈严重,常常没有任何明显的先兆症状而突然发生昏迷。

由于缺氧症发展迅速,病程较短,故临床症状分期困难。现将临床表现按系统综述如下。

(一)神经系统表现

中枢神经系统,尤其是大脑皮层对缺氧最敏感。在缺氧的早期或缺氧程度较轻时,一般认为氧分压下降至 $16\sim12kPa$,即相当于常压下含氧 $16\%\sim12\%$,随着氧分压下降,潜水员可出现疲劳、反应迟钝、注意力减退、精细动作失调或焦虑不安、异常兴奋、自信、嗜睡等现象。如果氧分压继续下降至 $9kPa$ 以下,即相当于常压下含氧 9% 以下,潜水员对事物分析综合能力大大降低思维紊乱,并迅速发生意识丧失、昏迷。在意识丧失之前,还可能有头痛、全身发热、眼花、耳鸣等感觉。但是,由于这些先兆症状往往出现较晚,加上潜水员在水下专心工作而未注意,以致突然发生昏迷。如果氧分压降低到 $6kPa$ 以下,潜水员将处于深度昏迷状态。

(二)呼吸系统表现

早期或轻度缺氧时,呼吸深而快,换气量增大,这是机体对缺氧的代偿性反应。当缺氧加重,一般认为氧分压降至 $9kPa$ 或更低,即相当于常压下含氧 9% 以下时,呼吸慢而弱,且不规则,并出现病理性呼吸,表现机体对严重缺氧的代偿机能失调。如缺氧继续加重,氧分压降至 $6kPa$ 以下,呼吸中枢深度抑制,甚至麻痹,导致呼吸停止。

(三)循环系统表现

早期出现代偿性心率加快,心搏加强,血压升高。随着氧分压继续下降至9kPa 以下,机体代偿机能逐渐丧失,心跳慢而弱,脉搏细而无力,血压下降,随即出现循环功能失调以至衰竭,继呼吸停止数分钟(一般认为 5~8min)后,心跳亦停止,导致死亡。

由于吸入气中氧分压降低,红细胞的还原血红蛋白不能变成氧合血红蛋白,致使患者的皮肤和黏膜出现紫绀。

三、急救与治疗

本病发展迅速,病情严重。因此,救治必须迅速、正确,这对患者预后有决定性意义。

(一)及时发现,迅速抢救出水

潜水作业时,信号员应注意观察并按时询问潜水员情况。当感到信号绳突然拉紧,发出询问信号又得不到回答时(一般连发三次),应立即将潜水员提拉出水,千万不要以为潜水员需要下潜而不断放松信号绳。上升中,为防止肺气压伤的发生,提拉速度不应过快,一般以 10m/min 为宜。如发生信号绳绞缠,可派另一名潜水员下水援救。

(二)出水后的救治

1.迅速卸下潜水呼吸器,呼吸新鲜空气,轻症患者多可自行恢复。

2.对意识丧失、呼吸停止的患者,应立即施行人工呼吸。患者自然呼吸恢复后,或呼息微弱者,可注射呼吸兴奋剂。如有条件可给患者呼吸含二氧化碳 3%~5%的氧气或纯氧。

3.对心跳微弱的患者,在给予强心剂或心内注射兴奋剂的同时,或心跳停止时,应争分夺秒地进行胸外心脏按摩,直至胸内直接心脏按摩。

4.急救过程中,注意保暖、安静,以免增加患者的体力消耗。有其他合并症时,要分清主次,采取相应的急救措施。

5.要特别注意对脑水肿的防治。因为这在脑组织严重缺氧时极易发生,且对患者生命威胁较大。其特征是:患者经抢救后,呼吸心跳已恢复,但仍处于昏迷不醒状态,呼吸心跳慢而不规则,眼底检查有视神经乳头水肿、渗血等。一旦出现上述症状,应及时采取急救措施,如吸氧、脱水疗法、头部降温、给予能量合剂等。

6.高压氧治疗本病有较好疗效。救治及时,轻症患者可很快恢复,往往休息1~2天后即可潜水;病情较重者,可能有头痛、恶心、呕吐、身体虚弱等后遗症,需要较长时间的治疗和休养。

四、预防

本病的预防,重点应掌握以下三个环节。

(一)认真检查潜水装具和设备,排除供氧不足的一切可能。使用通风式潜水装具时,应认真检查供气装置是否良好、气源储备是否充足;使用闭合式氧气呼吸器时,应认真测定氧气瓶内的压力,检查供氧装置性能和氧流量,检查呼吸器的气密性;使用开放式呼吸器时,应认真测定气瓶内压力,检查呼吸调节器性能是否良好。无论使用闭合式呼吸器、开放式呼吸器或屏气潜水,皆应计算和规定水下工作深度——时间限度,不准超过允许停留时间的极限。

(二)严格遵守水下操作规程,尤其是使用闭合式氧气呼吸器潜水时,应遵守定期清洗换气的规定。使用开放式呼吸器潜水时,当气瓶已指示最低压力,应迅速上升出水。

(三)水面人员应严守岗位,通过信号绳经常询问潜水员的感觉,密切观察其动向,发现问题,及时进行正确处理。

第 八 节 二氧化碳中毒

潜水员二氧化碳中毒是指机体因吸入大于 2.7kPa 的高分压二氧化碳而引起的一种病症。通常情况下,适当分压的二氧化碳(分压在 0.4～3kPa,即相当于常压下二氧化碳浓度在 0.4%～3%)是维持机体呼吸和血管运动中枢的兴奋性所必需的。在此范围内,当吸入气中二氧化碳分压增高时,肺泡及动脉血中二氧化碳分压也相应增高,刺激了主动脉体和颈动脉体的化学感受器,通过神经传导,提高了延髓呼吸中枢的兴奋性,反射性地增加了肺通气量,从而使肺泡气中二氧化碳分压始终维持在恒定的水平上(约 5kPa)。如果二氧化碳分压增高超过正常生理调节范围(3kPa,相当于常压下含 3%的二氧化碳浓度)肺泡气中二氧化碳分压就难以通过生理调节而维持恒定水平,于是机体组织中的二氧化碳随着肺泡气中二氧化碳分压上升而蓄积,导致一系列病理变化。

潜水时,由于潜水装具中呼吸气体的容积有限,一旦其中二氧化碳浓度升高,其分压可迅速上升。因此,潜水中二氧化碳中毒的发生和发展都是很急的。

一、发病原因

(一)着通风式装具潜水时,水面供气不足,使头盔内通风不良;劳动强度大,呼出的二氧化碳增多,造成二氧化碳蓄积。

(二)各种原因造成供气中断,二氧化碳分压迅速上升,这时往往伴有氧分压下降而发生"窒息"。

(三)闭合式呼吸器内未装填二氧化碳吸收剂或产氧剂,或装填不足,或吸收剂已失效,或呼吸阀箱的单向阀失灵,皆可使二氧化碳蓄积。

此外,装具呼吸阻力太大,使肺通气功能下降,妨碍气体交换,体内产生的二氧化碳排出受阻,造成二氧化碳潴留,也可引起二氧化碳中毒。

二、发病原理

急性二氧化碳中毒的发生和发展,主要取决于吸入气中二氧化碳分压和作用于机体的时间。其发病机理因作用部位不同而异。

在正常情况下,静脉血液内二氧化碳张力(6kPa),高于肺泡内二氧化碳分压(5kPa),所以,血液内二氧化碳能扩散入肺泡呼出体外。

当吸入气中二氧化碳分压升高后,早期机体还可通过呼吸代偿和酸碱调节等机能,维持体内环境的稳定。如果吸入气中二氧化碳分压过高,超出了机体的代偿能力,则不仅血液内二氧化碳不能扩散入肺泡,相反,肺泡内高分压二氧化碳可迅速地扩散入血液内(它通过肺泡壁的速度比氧大 25 倍),结果造成体内二氧化碳潴留,酸碱平衡破坏,发生酸中毒。它对各系统的影响如下。

(一)对神经系统的影响

中枢神经系统,特别是大脑皮层和延髓呼吸中枢,对高分压二氧化碳最敏感。当吸入高浓度二氧化碳后,大脑皮层经短时间兴奋后迅速转为显著的抑制状态,这种抑制随吸入气中二氧化碳浓度的升高而愈明显。轻度二氧化碳中毒时出现的恶心、发冷、出汗、流涎,严重中毒时出现抽搐、肌肉痉挛,都是大脑皮层处于抑制状态时,皮层下中枢由于失去正常控制而兴奋的表现。

(二)对呼吸系统的影响

血液中二氧化碳张力升高后,可刺激主动脉体和颈动脉体化学感受器,冲动分别沿迷走神经和舌咽神经传入延髓呼吸中枢,提高中枢的兴奋性、反射性引起呼吸运动加强,增加了肺通气量(见表 3-5)。

表 3−5　　　　　　　吸入气中二氧化碳浓度对人肺通气量的影响

吸入气中二氧化碳浓度（%）	潮气量（ml）	呼吸频率（次/min）	肺通气量（L/min）
0.03	440	16	7
1.00	500	16	8
2.00	560	16	9
4.00	823	17	14
5.00	1.300	20	26
7.60	2.100	28	58.8
10.40	2.500	35	87.5

由此可见,当吸入气中二氧化碳浓度不太高(3%)时,机体可通过增强呼吸活动,以维持肺泡气中二氧化碳分压不高出一定范围,这种代偿性调节,呼吸中枢起主要作用。若呼吸气中二氧化碳浓度超过 3% 时,肺泡气中二氧化碳分压就难以维持;如继续增高到 10%(分压 10kPa)以上时,中枢代偿功能失调,呼吸中枢被抑制,甚至麻痹,出现呼吸不规则,以至停止,呼吸的反射性调节比呼吸中枢更早受抑制。

(三)对循环系统的影响

二氧化碳可以直接作用于心脏和血管,多表现为心搏减弱、心率变慢和血管扩张。当吸入气中二氧化碳浓度低于 10%(分压低于 10kPa)时,可刺激主动脉体、颈动脉体化学感受器,冲动经迷走神经、舌咽神经传入延髓心血管运动中枢,通过其调节,使迷走神经抑制,交感神经兴奋,肾上腺髓质分泌活动增加,引起心跳加快,心搏增强,血管收缩,血压上升。(见表 3−6)当吸入气中二氧化碳浓度高于 10%～15%(分压大于 10～15kPa)时,出现心血管中枢代偿失调,中枢被抑制,使心跳变慢,心搏减弱,血压下降,最后导致心跳停止。当吸入高分压二氧化碳后,体内还将产生血液再分配,脑血管和冠状血管扩张,而骨骼肌和其他器官如腹腔脏器血管收缩,以保证生命重要器官的血液供应。

表 3—6　　　　　　　　肺泡气二氧化碳分压与血压、心率的关系

肺泡气二氧化碳分压（kPa）	动脉血压(kPa)			心率(次/min)	观察次数
	收缩压	舒张压	脉压		
5.332	17.196	10.397	6.799	64	26
7.465	19.462	11.464	7.998	85	10
8.665	21.461	13.197	8.264	96	9
9.998	22.661	12.797	9.864	98	4
11.331	21.995	12.930	9.065	127	3

机体对吸入高分压二氧化碳的反应,个体差异很大。一般来说,呼吸频率低,潮气量大的潜水员,反应往往较轻。这种个体差异,也因潜水深度,劳动强度和呼吸的混合气体不同而异。

三、症状与体征

急性二氧化碳中毒的症状与体征及其严重程度,与吸入气中二氧化碳分压升高的速度、程度有关。一般二氧化碳分压上升愈快、愈大,症状出现也愈快、愈严重。在实际潜水时,装具内的二氧化碳分压是逐渐升高的,往往潜水员一有不适感,立即采取措施,症状不致发展到很严重的程度。但若同时出现缺氧（窒息）,则情况较为严重。

二氧化碳分压升高的具体数值与临床上分期无明显的界限,有些情况下,可迅速发生昏迷。二氧化碳中毒的症状也有较大的个体差异。为叙述方便,大致可分为以下三期。

(一)呼吸困难期

当吸入气中二氧化碳分压为 3～6kPa,即相当于常压下吸入 3％～6％浓度二氧化碳时,呼吸加深加快,继而感到呼吸急促、困难,以至难以忍受。在这一时期,患者还表现为思维能力降低,动作迟缓、不协调,难以完成复杂而精细的工作。此外,还有头昏、头痛、面色潮红、出汗、唾液分泌增加等症状与体征。

(二)呼吸痉挛期

当吸入气中二氧化碳分压达 6～10kPa,即相当于常压下吸入 6％～10％浓度的二氧化碳时,就可见动物在呼气的同时,出现全身肌肉痉挛,故称呼吸痉挛期。但在人体,则主要表现为呼吸困难期的症状加重,患者出现流涎、恶心、呕吐等副交感神经兴奋的征象,同时,表情淡漠,思维能力显著下降,肌肉无力,运动失调,甚至昏迷。

(三)麻醉期

当吸入气中二氧化碳分压高达 10kPa 以上时,即相当于常压下吸入 10％以上浓度的二氧化碳时,中枢神经完全被抑制乃至功能衰竭。但在人体尚未发现此期的资料。在动物实验中看到,呼气时全身肌肉痉挛停止,呼吸深而慢,脉搏缓而有力,继而呼吸微弱、频率降低、脉缓而弱,各种反射先后消失,最后呼吸、心跳相继停止而死亡。

当患者离开高浓度二氧化碳环境后,可能会遗留头痛、恶心、无力等症状,但一般能很快消失。

四、急救与治疗

急救的原则是:迅速使患者脱离高分压二氧化碳环境,呼吸新鲜空气或氧气。具体做法是：

（一）脱离高分压二氧化碳环境

潜水员感到呼吸困难、头痛、恶心冒汗时，应立即报告水面人员，停止工作，并大量通风换气。当采取一切必要措施，仍不能排除引起二氧化碳中毒的原因，应立即通知潜水员出水或将其提拉出水。如需减压，出水后迅速进加压舱按规定实施减压，其他治疗措施一并在舱内进行。如发生绞缠事故，可派一名潜水员下水援救。

（二）出水后的救治

立即卸去潜水装具，让患者呼吸新鲜空气或氧气，一般轻症患者，可迅速恢复，无须其他治疗。

重症患者，如已昏迷、呼吸停止，应立即做人工呼吸；如心脏衰竭，应注射强心剂；心跳停止，应立即做胸外心脏挤压或心内注射等对症治疗。

如合并溺水，肺气压伤等其他疾病，应积极采取相应的急救治疗措施。

患者清醒后，注意观察与护理。如果有头痛、恶心、眩晕、肌无力等后遗症，无须特别处理。一般继续休息后，即可消失。待恢复健康后，方可潜水。

五、预防

本病预防要点是：潜水前认真检查供气设备和吸收剂或产氧剂性能；潜水中注意及时通风换气；感到呼吸困难、头痛又无法解除时，应立即上升出水。具体做法是：

（一）使用闭合式潜水装具时

1.严格检查二氧化碳吸收剂（或产氧剂）的性能及装填情况，计算其有效吸收时间,并按此时间在水下停留;水下工作期间应注意检查吸收剂(或产氧剂)的工作情况是否正常(手摸吸收剂罐,或产氧剂罐外壁,如感到发热,即表示工作正常)。

2.每次潜水前皆应检查呼吸阀性能及供气装置情况,保证有额定的供气量。

3.潜水员感到呼吸困难,应停止工作,查明原因。如症状不见缓解,应立即报告请求出水。

(二)使用通风式潜水装具时

1.认真检查供气设备,确保空气压缩机(或压气泵)、储气瓶以及管道系统无故障,能进行正常供气,并保证有充足的气量。

2.应注意空气压缩机的位置和风向,防止排出的废气被吸入压缩机内。

3.潜水员在下水工作时应注意定期进行通风换气,使潜水衣内二氧化碳浓度不致超过相当常压下的 1.5%。发现供气不足或中断应及时找出原因,予以排除,如无法排除,应立即出水。

4.感到呼吸困难、头痛、恶心等,应停止工作,加强通风,待症状消失才可继续工作。如症状不减轻,应立即上升出水。但采取上述措施必须迅速,以防病情迅速恶化。

另外,对屏气潜水的潜水员,入水前应多进行几次换气,以排除潴留的二氧化碳。在水下进行重体力劳动时,应加大通风量。

第四章 潜水装具的分类

由于呼吸介质的改变,水下环境并不适合于人类生存。而水的密度及热、光、声在水中传播的特点,进一步增加了潜水员在水下活动的困难。为了实现人在水下较长时间地停留并能有效开展各类活动,必须借助一定的装具和设备,以创造人在水下的生存条件并对抗各种不利因素的影响。无论是何种装具,首先应确保潜水员的生命安全,同时还必须遵循人机工学原则,具有良好的舒适性,便于操作使用,尽可能提升行动效率。潜水装具是人进入水下的生命支持系统,其设计制造必须符合生理学要求。

第 一 节 概念及分类

一、相关概念

潜水装具是为适应水下环境而佩戴在潜水员身上的所有器材的统称,通常包括水下呼吸器、潜水服、头盔或面镜及其他器材,是潜水员开展水下活动必不可少的装备。潜水装具应具备解决潜水员在水下遇到的呼吸气体的持续供给与更新、安全防护、御寒保暖、通信联络、体内外压力平衡、维持中性浮力以确保体态稳定等各类基本医学生理学问题。

潜水设备是保证潜水作业能安全顺利进行的水面器材和用具的总称,包括压缩气体制备和存储系统、供气控制系统、加压舱、潜水钟等。

常将潜水装具和潜水设备统称为潜水装备。

二、发展简史

人类潜水活动已有几千年历史,潜水装具的发展也经历了漫长的过程。最早的潜水装具可追溯至芦苇秆等中空的管子,即现代潜水呼吸管的前身,借助它人们在水下可呼吸来自水面的空气,但只能进行极浅深度的简单作业。

17世纪末至18世纪初期,人们又发明了原始的潜水钟、单人常压潜水服等。

真正现代意义上的潜水装具出现于19世纪中期德国的Siebe研制出了最早的通风式重潜水装具,并逐步改进,对职业潜水的发展起到了巨大的推动作用。

19世纪后半叶,随着CO_2吸收剂的研制成功,英国人Fleuss发明了最早的闭式回路自携式水下呼吸器。同一时期,按需供气调节器研制成功。所谓按需供气,即在潜水员吸气时才供气,可有效节约供气量。后来,该调节器被用于闭式回路自携式氧气呼吸器中,促进了闭式水下呼吸器的大量使用,特别是在水下军事行动和潜艇脱险中得到广泛应用。

20世纪30~40年代,法国人LePricur和Cousteau等相继研制了按需供气开式回路自携式水下呼吸器,成为现代自携式潜水中使用最为广泛的呼吸器。

20世纪50年代,Lambertsen研制出了使用高氧浓度混合气的半闭式自携式水下呼吸器,以解决开式呼吸器水下停留时间短和闭式呼吸器因氧中毒而水深度受限等缺点。

20世纪60~70年代,人们将供气调节器应用于水面供气式的潜水装具中,以替代通风式重潜水装具,逐步发展成为当今职业潜水中广泛使用的水面供气的需供式面罩或头盔。

此外,20世纪20~30年代,英国人Davis设计出了现代意义上的潜水钟和甲板加压舱,极大地提高了潜水员减压期间的安全性和舒适度。后来,随着饱和潜水技术的发展,潜水钟和甲板加压舱得到了快速的改良和优化。

三、分类

潜水装具可按功能、气源、呼吸回路、耐压能力等不同标准,进行多种分类。

(一)自携式潜水装具

自携式潜水装具是指呼吸气源由潜水员自己携带入水的潜水装具。这类装具的总重量较轻,又称为轻潜水装具。使用自携式潜水装具进行潜水,不受水面气源和供气软管的限制,人在水下具有更大的活动范围和灵活度。在休闲潜水、技术潜水、军事水下侦察等水下活动中,这种装具被广泛使用。限于自携气量,潜水时间不长,但采用闭式环路者则可长达数小时。常规的自携式潜水的深度一般制在40m以浅。

自携式潜水装具的核心组成是自携式水下呼吸器。呼吸器使用供气调节器,能随潜水深度和呼吸动作的改变而自动调节供气量,因此潜水员在水下呼吸比较自如。自携式水下呼吸器可采用开放式、闭合式和半闭合式供气环路。

1.开放式

对供给气体仅呼吸一次即排至呼吸器外的称为开放式回路呼吸器,简称"开式呼吸器",也称为"呼气入水式潜水呼吸器"。开式潜水装具简单轻便,容易掌握使用,在潜水作业和潜水运动中被广泛应用。

使用开式呼吸器,一般不会发生 CO_2 中毒、缺氧等情况。并且由于该装具通常以压缩空气作为呼吸气体,也可避免高分压氧对人体的毒性作用。

2.闭合式

对供给气体呼出后并不废弃,而在呼吸器内部经过密闭循环环路系统加以处理后再供给潜水员呼吸,称为闭合式呼吸器,简称"闭式呼吸器"。

通常在水面呼吸大气时,机体每分钟的吸气量约为20L,其中的氧气为4L。由于机体仅消耗吸入气中25%的氧气,即1L,其余3L氧气均排入大气中。在水下若使用开式呼吸器,随着潜水深度的增加,每分钟吸气量会相应增加,被排出的未使用的氧气将显著增加。如在水下 40m 呼吸压缩空气,每分钟排出的未使用氧气将达到19L。闭式呼吸器最大的特点在于呼吸气体在人体的肺和呼吸器组成的闭合回路中循环,将潜水员呼出气中的 CO_2 清除,同时补充消耗掉的氧气,因而可极大地减少气体消耗,显著延长水下停留时间,提高气体的使用效率。在较大潜水深度时,效果更加明显。

除可以有效减少气体消耗外,闭式呼吸器可以在不发生氧中毒的情况下将氧分压控制在较高水平,从而可减少体内惰性气体的溶解,缩短减压时间。此外,使用这种装具潜水时,潜水员呼出气体不直接排入水中,无气泡产生,噪声也低,因此具有很好的隐蔽性,特别适合于水下特殊行动的需要。

闭式呼吸器结构复杂,潜水员必须经过相关培训后才能使用。在使用过程中,也必须保持高度警觉,特别要注意氧分压。此外,这种呼吸器造价较贵,维护成本也较高。

3.半闭合式

半闭合式呼吸器介于开式和闭式之间,即呼出气体只有部分排至呼吸器外,剩余部分经密闭循环系统处理后,继续供潜水员呼吸,同时向循环回路中补充与排出气量相等的新鲜气体,简称"半式呼吸器"。

半闭式呼吸器通常使用氧浓度较高的混合气,可在一定程度上节约呼吸气体,增加潜水时间;同时又可以避免闭式氧气呼吸器的深度限制和闭式混合气呼吸器设备复杂的缺点。

(二)管供式潜水装具

通过供气管接受来自水面或水下潜水钟的呼吸气体的装具,即为管供式潜水装具。由于气源充足,可维持长时间水下作业。因为有供气管入水途径,还可以让潜水员与水面进行实时语音通话联络,已成为职业潜水作业中最常用的潜水装具。实践中,管供式潜水气源基本都来自水面,称为"水面供气式"潜水,目前主要采用通风式和需供式两类装具。

1.通风式

通风式潜水装具是一种需要对由头盔与潜水服组成的密闭系统的整个内部空间进行连续不断的气体更新的装具,也是最早发展的水面供气式潜水装具。由于需要气体更新的空间相对较大,所以需要消耗大量的气体。同样由于具有很大的储气空间,使装具整体的浮力较大,必须借助更大的压重以克服浮力的影响,所以装具整体的重量很大,被称为重潜水装具。国内通风式装具主要包括TF—12 和 TF—3 两型,正在逐步被淘汰。

2.需供式

需供式潜水装具使用上述按需供气调节器,只有潜水员吸气时才供给气体,比通风式装具的耗气量少得多。因此呼出气体排出呼吸器外,也不会导致代谢产生的 CO_2 在装具内蓄积。如果呼吸氦气等较昂贵的气体,还可以采用带有气体回收功能的装具。装具的总重量相对较轻,除了通常采用干式或湿式水暖服外,其他装具与自携式类似。装具还配备应急气瓶(常称为"回家"气瓶),供紧急情况时使用。该类装具使用范围广泛,既可使用压缩空气,也可使用混合气;既可进行常规潜水,也可进行饱和潜水,是当今职业潜水中主要使用的装具类型。

根据面罩式样的不同,该类装具又可分为头戴式面罩和头盔式面罩两种,它们的供气原理完全相同,差别仅在于对头部的保护方式。

3.常压潜水装具

常压潜水装具是完全密闭的金属坚固壳体,固壳能耐受一定的外压,也被称为"硬质潜水服"或"铠甲式潜水服"。与承压潜水装具相比,采用常压潜水装具潜水,潜水员不需要高气压暴露,因此没有加减压和发生潜水疾病之虑。常压潜水服实质上是一个压力恒定的密闭舱室,所涉及的医学问题主要与环境控制相关,包括氧气的自动供给与氧浓度的监测,CO_2 浓度的监测与有效清除,温度的控制与潜水员体温的维持,以及潜水服内压力的监测与维持等。载人深潜水器也属于一种常压潜水装具,只不过能容纳多人。而潜艇则是一种大型常压潜水装备。虽然常压潜水装具避免了潜水医学的一系列问题,但尚不能完成精细程度高的水下作业任务,且造价昂贵、操作复杂,目前主要用于对失事舰船、潜艇和水下工程等进行观察、检查、录像、输送物品、协助进行水下作业等,但无法代替人员进入水下。

常压潜水服虽然总重量较大,但由于装具自身的浮力,载人后在水中的重量仅为 $20\sim25kg$。肩、肘、腕、髋、膝关节均由一个球形或数个球形套叠而成,以实现伸屈、旋转等功能。上肢的末端是机械手,人可通过内部控制装置来控制机械手作业,不同类型的作业可更换不同类型的机械手。潜水服还配有微型照相机、自动记录仪等装置。

第 二 节 供气原理

一、通风式潜水装具

头盔是通风式装具的主要部件,也是气体进、出装具的唯一途径。水面供气软管与头盔进气管直接连接。在供气软管靠近头盔约 1m 处,设有一供气阀,穿着时位于潜水员右侧腰部,因此又称为腰节阀,以供潜水员手动控制供气量。在头盔内部有能防止气体逆流的单向阀,一旦发生供气中断,可防止头盔内的气体向外倒流。利用装具内的残余气体,潜水员可紧急上升出水,同时也可使潜水员免受挤压。进气管内口通过三路挡气板沿内壁延伸,分别开口于前面和侧面玻璃窗上沿处。这样既可以避免供入的气体直接冲向潜水员的头部,造成不适,也可减少气体在进气口和排气阀之间形成"短路",还能不断吹除三个面窗玻璃上因头盔内外温差造成的水汽凝结,从而保持观察窗的透明度。头盔后上壁设有排气阀,潜水员用头顶推排气阀,即可排出装具内多余的气体,以达到气体更新和调节浮力的目的。

通风式潜水装具的头盔和潜水服相通,共可容纳 80~100L 的压缩空气,由于输入的气体与潜水员呼出的气体在同一个空间里直接混合,若供气不足,潜水服内的气体就不能有效更新,将造成潜水服内 CO_2 浓度迅速增高。因此,必须保证有足够的通风量。单位时间的通风量取决于潜水员水下劳动强度(产生 CO_2 的速度)及人体对呼吸气中 CO_2 分压的耐受程度。

在使用通风式装具时,还应特别注意供气量和排气量的关系。当供气量超过排气量时,潜水服膨胀,浮力增加,会导致潜水员不由自主地迅速"放漂"至水面；当供气量少于排气量时，潜水服内气体过少，压力相对降低，会造成潜水员挤压伤或者快速下坠。

二、按需供气式潜水装具

开式自携式潜水装具和按需供气式管供潜水装具都采用按需供气式呼吸器，其中的核心部件是供气调节器，是将中压气体根据潜水条件（深度、劳动强度）自动调节成符合该条件下人体呼吸所需压强和流量的装置。

(一)开式自携式呼吸器

开式自携式呼吸器由一级减压器和二级减压器组成，中间由中压软管连接。其中二级减压器即为供气调节器。

1.一级减压器

作用是将气瓶流出的高压气体减压后供给二级减压器输入端。减压的基本原理是，设置一调节弹簧，使得：弹簧提供的压强＋外界水压＝减压后的气压，这两方面的力作用于一膜片两侧。一级减压器减压后的气压（即输出气压）通常设定为高于环境水压 10 ATA 左右，也即调节弹簧应提供 10 ATA 的压强。当输出气体被吸用时，减压到中压气室内的气体压强下降，压差使得膜片移位，通过阀杆打开高压气体的供气喷口向中压气室内供气，当压强平衡后膜片位置恢复，供气口关闭。如此通过不断地开放和平衡将高压气体减压为中压气体。如图 4－1 。

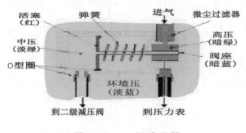

图 4－1　一级减压器

2.二级减压器

二级减压器又称"供需阀",主要功能是可以随潜水深度改变和呼吸动作而自动调节供气量和压强,使潜水员在水下呼吸舒畅。吸气时,一般只需 3.8cm 水柱的压差就能够将气体吸入肺内,使潜水员能够以较小阻力进行呼吸。呼气时,一般只需 2.5cm 水柱的压差即可将气体排出调节器外。供气的基本原理类似一级减压器。潜水员吸气时,气室内压强下降,膜片位移通过阀杆打开供气口供气;呼气时,膜片复位供气口关闭,但气室单向阀打开,气体排出呼吸器外。如图 4-2 。

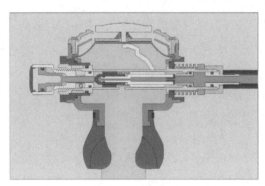

图 4-2 二级减压器

需要注意的是,随着潜水深度增加,不论是吸气还是呼气的压差都会因气体密度增加而增大,流量负荷也会同时增加,潜水员呼吸阻力随之增大。缓慢呼吸可降低呼吸阻力,因为这种呼吸方式降低气体通过呼吸器的峰值流速。气流阻力与气流速率的平方呈正比,气流速率降低 50% 时,阻力将减小 1/4 倍。

佩戴呼吸器后,由于呼吸器的原因导致不能有效换气的容积称为呼吸器的呼吸无效腔。呼吸无效腔增大,会使肺泡有效换气率下降,导致 CO_2 积聚,甚至造成 CO_2 中毒。减小呼吸无效腔对保证潜水员安全,提高潜水工效有重要意义。可以在全面罩内增加口鼻面罩,或采用咬嘴呼吸方式。

(二)需供式管供面罩

现代需供式管供面罩的供气系统通常包括供气阀、旁通阀、口鼻罩和排气阀。接受来自水面或潜水钟的中压气源。供气阀的结构、供气原理与开式自携式呼吸器中的二级减压器相似，可根据潜水员吸气量的大小，自动向面罩内供应相应量和压强的呼吸气体。当供气阀出现故障不能正常供气或供气量不足时，可通过旁通阀向面罩内供气。下潜过程中，也可以将旁通阀打开，并根据下潜速度调节输出流量，以平衡面罩内外压强。

口鼻罩位于面罩内部，仅包绕住潜水员的口、鼻部，形成一个狭小空间，可以有效减小吸气阻力和呼吸无效腔，避免呼出气中的 CO_2 积聚在整个面罩内，还可减少面窗起雾。

三、闭合式潜水装具

闭式呼吸器一般由气瓶、呼吸转换阀、呼吸袋、CO_2 吸收剂罐、咬嘴和供气流量阀等组成，气体流路。

通过单向阀控制气体在环路内的循环。气体经流量控制由储气瓶流入呼吸袋，供潜水员呼吸。向呼吸袋内的供气，可由流量调节器自动控制，也可手动增加供气量。呼吸袋随潜水员的呼吸膨胀或收缩，呼吸袋上设有排气阀，在过度充盈时可排出过多气体，更重要的是能在上浮过程中自动排气。

呼吸袋的容积应稍大于潜水员肺活量，以保证通气顺畅，应保证 6L 有效通气容积，加上一定余量，呼吸袋应有 8～10L 的总容积。CO_2 吸收剂可有效吸收 CO_2，其量应和供气量相匹配。

闭式呼吸器分为闭式氧气呼吸器和闭式混合气呼吸器两种，主要差别在于呼吸回路中氧气的含量。

(一)闭式氧气呼吸器

闭式氧气呼吸器是最简单的闭式呼吸系统。由于循环系统内使用的呼吸气体为纯氧,因此具有供气时间长、隐蔽性好(无气泡)、重量轻等优点。由于使用纯氧,潜水深度一般限于8m以浅,时间也不宜过长,否则有发生急性氧中毒的风险。如图4-3。

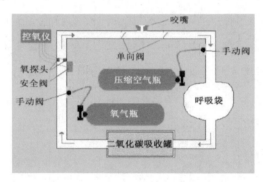

图4-3　闭式氧气呼吸器

使用该装具前必须用氧气冲洗呼吸袋,以防止因前次使用后氮气蓄积而引起稀释性缺氧。

(二)闭式混合气呼吸器

由于闭式氧气呼吸器使用深度受到严格限制,为实现更大深度潜水作业,必须降低呼吸回路中的氧浓度。闭式混合气呼吸器有两个独立的气源,分别为纯氧和纯惰性气体或混合气。混合气源可以是空气或特殊混合气体,如氮氧、氦氧或氮氦氧三元混合气,其中通常含有一定浓度的氧气根据传感器实时探测的呼吸袋内气压和氧分压反馈控制供气。

闭式混合气呼吸器的最大优点是可以使氧气的利用率显著提高,并且潜水深度更大,水下工作时间更长。但由于结构较为复杂,并且使用传感器和芯片等装置,硬件的质量和性能非常重要。

(三)半闭式

半闭式呼吸器的供气原理与闭式呼吸器类似,不同点仅在于呼吸回路中使用的气体种类及补充方式。半闭式呼吸器主要有两种类型,即氧质量恒定型和自设每分钟流量型,目前多使用前者。这种呼吸器可按一定流量不断地向回路中供应按要求预先配制好的混合气体,其供气流量由潜水员的氧耗量决定。使用前,需要针对潜水深度、潜水员的耗氧速率,以及安全氧分压来确定混合气中氧气的比例和气体流入呼吸袋的速度。氧分压不低于 20kPa 不超过 200kPa。如图 4-4。

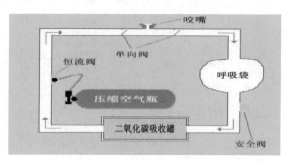

图 4-4　半闭式呼吸器

由于惰性气体被加入呼吸回路中,导致呼吸回路过度膨胀,需要设置排气安全阀将多余的气体不断排出,从而减少了氧气的利用效率。但与开式呼吸器相比,这种呼吸器的气体利用率仍有显著提升。潜水员每分钟消耗 1L 氧气时,流量为 12L/min 的半闭式呼吸器节省的气量可以达到开式呼吸器的 8 倍。随着作业强度的加大,潜水员氧耗量增加,节省的气量将更多。

(四)闭式/半闭式呼吸器的相关医学问题

闭式/半闭式呼吸器结构特殊、复杂,如出现机械故障或使用不当,极易导致各种潜水疾病,在使用中需特别注意。呼吸环路气体中的氧和 CO_2 分压必须维持在人体安全的允许范围内,否则将导致缺氧、氧中毒或 CO_2 中毒。

1.呼吸阻力

闭式、半闭式呼吸器的呼吸阻力应控制在 0.8kPa 以下(呼吸频率 15 次/min,通气量为 30L/min)。此外,如果呼吸袋高于潜水员肺部,吸入气体的压强较低,吸气阻力增大;相反,如果呼吸袋低于潜水员肺部,供气压力高,呼气阻力增大。因此,应尽可能使呼吸袋位于潜水员肺部同一水平位,并尽量靠近潜水员肺部,以减少潜水员在水下不同体位时,因静水压不平衡导致的呼吸阻力增加。

2.缺氧

由于未打开含氧气体供气阀、氧气气源耗尽、测氧电极或控制部件故障、配制的混合气中氧含量偏低及潜水员作业强度过大等,都有可能导致缺氧。由于潜水员仍呼吸着低氧气体,穿着闭式/半闭式非氧气呼吸器导致的缺氧会非常隐匿,首发症状往往是意识丧失,需要高度重视。

3.CO_2 中毒

吸收剂失效、潜水员呼出气中 CO_2 含量超出吸收剂的瞬时吸收能力、吸收罐安装错误等,都会导致 CO_2 不能被完全吸收而再次进入呼吸袋中,导致 CO_2 中毒。

4. 氧中毒

穿着氧气呼吸器潜水深度超过深度—时间限制,容易导致急性氧中毒;在设定了某一恒定氧分压或混合气中氧浓度较高时,下潜过快可导致急性氧中毒;配制的混合气中氧浓度过高,或者氧电极或供应装置等出现机械故障,也会导致急性氧中毒。

5.化学烧伤

如吸收剂罐漏水,渗入的水和吸收剂反应,会释出大量热量,可导致潜水员呼吸道灼伤。进水的吸收剂也可能进入口腔和呼吸道,导致化学损伤。

第 三 节 常用装具及其功能

潜水装具中最重要的部分是呼吸器，由气瓶和供气控制系统组成；后者在上一节中已有具体介绍。本节主要介绍气瓶及其他常用装具的基本功能。

一、气瓶

气瓶是储存呼吸气源的高压容器，分为瓶身和阀头两部分。多通过连接在一级减压器上气压表监测瓶内气压变化；也有部分气瓶阀中附有信号阀，当气瓶储气压力降至 (3.5 ± 0.5)MPa 时阀门出气口关闭，潜水员感觉供气不畅，即提醒应中止潜水。如图 4-5 所示气瓶。

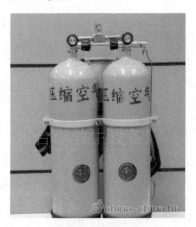

图 4-5 气瓶

随着瓶内气体的排出，气瓶的整体重量会减轻，潜水员在水下总的浮力会增加，需要在潜水过程中通过其他浮力调整装置予以调整。

二、水下保暖装备

潜水员的体温防护至关重要,直接决定了潜水员在水下的安全和作业能力。在水下保持体温主要依靠潜水服。除了在夏季,浅水或短时间的非污染水域中作业,有时可单独使用潜水呼吸器而不穿着潜水服外,其他绝大多数情况都需要根据水温穿着不同类型的潜水服。潜水服除了起到保暖作用外,还可以起到防止外伤、与水隔离等作用。潜水服分为湿式潜水服、干式潜水服和半干式潜水服等。

(一)湿式潜水服

湿式潜水服用合成橡胶与弹力尼龙纤维织物制成衣料,然后剪裁成内衣样式的紧身衣服。这种衣服并不水密,水可通过领口、袖口等处流入衣服内,和人体皮肤直接接触,所以称为湿式潜水服。湿式潜水服橡胶内部为互不相通的独立气孔,可增强保暖性能。弹力尼龙织物可使轻潜水衣与人体皮肤表面紧密接触,水虽可进入潜水服内,但流动速度极慢,迅速被皮肤加温后,在人体周围形成温水浴环境,使潜水员感觉温暖舒适。因湿式潜水服内外相通,不存在潜水过程中压力平衡的问题,穿着后较为轻便灵活。

随着潜水深度的增加,湿式潜水服内独立气室被压缩,使衣料变薄,保暖性能随之降低。与此同时,浮力也会下降。长期反复使用后,因橡胶老化,湿式潜水服的保暖和浮力性能都会下降。此外,湿式潜水服也不适宜在污水中使用。

热水潜水服也属于湿式潜水服,在潜水服内部胸、背、胳膊、腿等部位分布有带孔的热水循环管路。水面将加热的海水通过与供气软管捆绑在一起的热水管送至潜水服,在内部循环后经脖颈、手腕、脚踝等部位排出潜水服外,实现了有效防止潜水员体温散失的作用,特别适用于寒冷水域潜水特别是较冷水下的氦氧混合气潜水时。

在穿着热水潜水服潜水时,最好在内部再穿一层薄的贴身湿式潜水服,既可增加衣服与身体的贴合度,又可防止热水温度过高而烫伤皮肤。如图 4－6 潜水服。

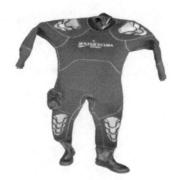

图 4－6 潜水服

(二)干式潜水服

干式潜水服用坚固、柔软、不透水的材料制成,使人体与水完全隔开,故称干式潜水服。在领口、手腕和脚踝等处有水密接口,可防止水进入衣服内。单独或配合保暖内衣使用,可起到较好的保温效果。干式潜水服的保温性能稳定,不会受水深影响,在水温低于 10℃时,最好使用干式潜水服。

干式潜水服上配有供气阀(所需气体由自携气瓶或专用气源提供)和排气阀,潜水员可借此调节衣服内的气量,防止发生挤压伤或造成"放漂"。正因此,使用干式潜水服潜水时,潜水员需经专门培训,掌握控制衣服内保持适当气量的方法。这也有助于潜水员防止气体集中到腿、脚部而无法排出,甚至因脚部气体过度膨胀而使脚蹼脱落等情况的发生,使腿部聚集的气体重新进入躯干部位,进而移动到胸部使潜水员重新恢复水平体位或头朝上体位。

干式潜水服的密封特别重要,领口、手腕部、拉链、阀门等部位都容易漏气甚至漏水。

与热水潜水服类似,在干式潜水服内部躯体主要散热部位可以排布合金电阻丝,由水面专用供电装置或者自携电池供电,用于寒冷条件下潜水时潜水员的体温保持,即电热潜水服。

(三)半干式潜水服

半干式潜水服是在湿式潜水服的基础上,在领口、袖口、裤脚及拉链等水可以进入的地方进一步加强了水密性,以防止过多的水进入衣服内,从而减少体热散失。半干式潜水服可起到相当于较厚的湿式潜水服的保温效果,同时并不增加衣服的重量。

三、浮潜"三大件"

通常将面镜、呼吸管和脚蹼称为浮潜"三大件"。

(一)面镜

面镜由透明面窗、颜面密封缘和头带构成。密封缘通常用橡胶或硅胶制成,皮肤对橡胶敏感者可选用硅胶密封缘的面罩。尺寸是否合适是选择面镜时的首要问题。面镜可保护眼和鼻免受水的刺激,还可使眼和水之间保持一个空气层,以有效改善水下视觉。所有面镜都会对视野产生限制,而且都不能保证水不进入面镜内,因此潜水员必须掌握面镜内进水后的排水方法。

面镜分为半面镜和全面镜两类。半面镜只罩住眼和鼻,在潜水过程中,通过鼻孔向面罩内呼气以平衡面镜内外压强,避免发生面部挤压伤。面镜在鼻部的密封缘应能确保潜水员进行捏鼻鼓气以平衡耳压。全面镜则将眼、鼻和口全部罩在其内。有的在内部仍设置口鼻罩,可有效减少 CO_2 的积聚。口鼻罩与脸部尽量贴合,否则不利于气体交换,甚至会导致 CO_2 中毒。

(二)呼吸管

潜水员在水面游泳时,可使用呼吸管呼吸水面的空气。由于口鼻不必露出水面,可节省体力,同时也可以节省气源。呼吸管内有排水阀,可较为容易地排除管内积水。

呼吸管会增大潜水员呼吸无效腔,使呼吸效能下降30%左右。长时间使用呼吸管和咬嘴也可能导致颞下颌关节痛。

(三)脚蹼

脚蹼是仿蛙脚或鸭脚形状,适合穿在脚上的助游器材,能使潜水员在水中游动时用力更有效,增加游泳速度、降低体力消耗。

如果潜水员穿戴的脚蹼尺寸不合适或者缺乏训练,经常会出现脚或小腿的痉挛。髋关节内旋肌和外旋肌、膝关节屈肌和伸肌、踝关节跖肌、背屈肌必须足够强壮才可使用更坚硬的脚蹼,以获得更大的推进力。现代脚蹼设计均充分考虑人体工学,能够将腿部活动最大化地转化为前进的推力。

四、浮力调节装备

潜水装具中有很多可以影响到在水下的浮力,如潜水服、气瓶等。但专用于调节水下浮力的装备只有浮力调节器(简称 BCD)和配重。

(一)浮力调节器

浮力调节器也称浮力背心,是能协助潜水员有效地调整浮力和浮态的装备。浮力背心通过自携气瓶充气,除具有调整浮力功能外,还兼具背负气瓶及携挂其他各类仪表或工具的功能。

浮力背心有各种类别,主要区别是气囊的位置。使用者必须选择适合自身条件和活动环境的类别型号和尺寸,并经过专业训练,掌握各种情况下保持中性浮力的技巧。如果使用得当,浮力背心将有效提升在水下的安全性和舒适性,节约体力并便于完成各类活动。但如果操作或应用不当,则反而可能导致浮力脱缰,发生下坠或"放漂"出水等严重后果。

(二)配重

装在压铅带里系于腰间,也有的与浮力背心整体设计或置于背心的口袋内,用于增加潜水员整体重量,克服装具浮力。潜水时可视实际需要佩挂一定数量的配重。配重带应配有快卸扣,潜水员在紧急情况下可迅速抛弃。

五、潜水仪表

(一)瓶压表

瓶压表用以指示气瓶余压,通常在小于 5MPa 的刻度线的背景区域用红色标示,提醒潜水员气瓶内气体已经有限,应上升出水。瓶压表需定期校准,以免在水下误导潜水员而发生意外。

(二)深度计

深度计用以指示潜水深度,常与瓶压表连在一起。表面上的指针和数码涂有荧光物质,便于水下读数。与瓶压表一样,水深表也需定期校准。

(三)潜水电脑

潜水电脑为耐压的便携式水下计算机,体积如普通手表或稍大些,主要功能为根据潜水深度、潜水时间、呼吸气体种类和气体消耗率等因素实时计算减压方案,为潜水员水下活动提供指导。同时也整合了潜水手表、水深表和水下指北针等功能,甚至可以监测潜水员的心率和呼吸等生理指标,从而更精确地设计个性化潜水减压方案。

由于目前的减压算法模型都还只是近似地模拟惰性气体在体内的运动规律,加上显著的个体差异,所以必须知道并不是遵守了潜水电脑的减压规则就可以避免减压病。潜水员应在任何环境和生理条件下,采取保守的策略执行潜水电脑给出的方案。

(四)水下指北针

为防水耐压的指北针,为潜水员在水下辨别方向提供指示,其正确使用也需要专门训练。现在通常都整合在潜水电脑中。

六、其他装备

水下活动还需要使用到其他很多装备,有些是必需的,如潜水刀,而有些只适合于特定条件下使用,如水下推进器。潜水员在水下的活动能力会受到潜水装备的束缚,潜水前应该首先评估附属用品对于应急情况的处置和其他重要技术展开的影响,再确定是否必要采用。

(一)潜水刀

潜水刀为水下操作工具和自卫武器。用作排除水中绞缠和抵御水中动物干扰和袭击。

(二)信号装置

潜水员回到水面后,因受水流、海况等因素影响,可能无法及时看到母船,导致一些紧急情况的发生,所以需要信号装置以帮助支持人员及时发现潜水员。当潜水员在水下活动时,水面信号浮标也可提醒路过的船只注意避让。常用的信号装置包括哨子、水下写字板、反光镜及醒目的浮标等。新式的电子无线信标也越来越多地被使用。

(三)水下照明灯

水下照明灯多采用高亮度发光二极管(LED)为光源,具有耐压、防水、亮度高和电力持久等特点,尤其适用于水下摄影照明。

(四)水下推进器

水下推进器也称为蛙人助推器,采用蓄电池做动力。其是潜水爱好者和特种部队进行水下侦查的重要辅助工具。可广泛应用于潜水员水下推进、水底拍摄、潜水娱乐及水下救生等。

(五)潜水手套

潜水手套是我们在深潜运动中不可缺少的保护工具,在深海中我们若碰到尖锐及海生物,可起到防护的作用。深海中的温度低于陆地温度10℃左右,另外还可以起到很好的保暖作用。潜水手套主要是保暖、防止割伤的。因为水下温度较低、珊瑚礁,沉船什么的切口很锋利,很容易割伤。

第 四 节 潜水装具的维护保养

潜水装具的性能是否良好,直接关系到潜水员水下作业安全,因此,必须对潜水装具进行认真维护和定期检查。

一、潜水后的保养

每个潜水员应对潜水时所用的装具进行潜水后的保养和适当处理,具体操作如下:

(一)关闭气瓶阀,拉下信号阀,即使气瓶内的空气只用了一部分,也应如此。这表明气瓶已被用过,必须检查并重新充气。最好将气瓶放到指定的地方,以免混淆。

(二)通过咬嘴吸气,或者按压中心供气按钮,把供气调节器内的空气放掉,然后取下供气调节器,将调节器浸入淡水中清洗,但不要让水进入供气调节器的一级减压器中。

(三)检查锥形防护罩上无污水或污物,检查 O 形圈,然后将锥形防护罩固定到供气调节器的入口上,这样可以防止异物进入供气调节器。

(四)如果供气调节器或其他任何装具已被损坏,应贴上"已损坏"的标签,并将它们与其余的装具分开。损坏的装具应尽快地维修、检查和测试。

(五)用干净淡水冲洗整套装具,除去所有的盐渍。盐渍不仅会加速材料的腐蚀,也会堵塞供气调节器和深度表的气孔。装具中所有可以随时取出的部件,如膜片和单向阀、快速解脱扣、刀鞘中的潜水刀以及救生背心中的二氧化碳气瓶,均需仔细检查保证没有腐蚀、盐渍或污点。对于咬嘴,应该用淡水和口腔消毒剂冲洗几次。将双管式供气调节器呼吸软管的卡箍松开,把软管从调节器和咬嘴上取下,将里面洗刷干净。

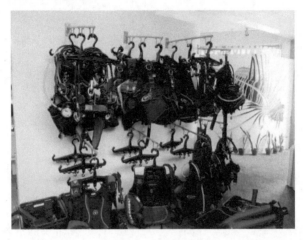

图 4—7　通风

(六)所有装具经洗刷冲洗后,放到干燥、通风的地点存放,不得暴晒(如图4—7 所示)。供气调节器应单独贮存,不得留在储气瓶上。湿式潜水服吹干后,应喷上滑石粉并仔细叠好或挂起。不得用吊钩或钢丝钩吊挂潜水服,因为这种挂法会使潜水服拉长变形或撕裂。面罩、深度表、救生背心和其他装具,如果随意堆放,将会损坏或磨损,因此,必须单独存放,不得堆在一个箱子或抽匣里。所有缆绳应晒干、理顺并妥善贮存。

(七)潜水头盔颈部密封 O 形圈应涂上硅脂。

二、日常维护保养

(一)气瓶

1.按国家有关的规定严格进行管理和使用气瓶,定期进行检验(钢瓶每三年检验一次)。

2.空气瓶禁充空气以外气体。

3.充满气体的气瓶禁止放在强阳光下长时间暴晒。

4.防止碰撞。

5.气瓶外表油漆脱落应及时修补,防止瓶壁生锈。

6.一般情况下,气瓶内的气体不能完全放光,应留少许,以免其他气体或物质灌入,影响使用。

7.发现瓶口、瓶阀有漏气现象须及时检查修复。

8.拆卸瓶阀需解除气瓶压力后方可进行。

9.发现气瓶有压痕、严重生锈、阀弯曲、信号阀不灵活或气瓶内有大量的水和锈等等,均不符合使用要求。

10.气瓶的背负装置要安全可靠,发现背托、背带有断裂的现象应及时更换。

(二)供气调节器(见图 4－8)

1.使用时应小心轻放,勿粗暴乱扔,勿随意拧动各调节螺丝。

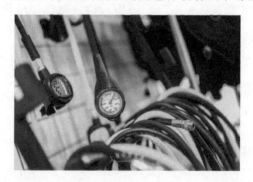

图 4－8 供气调节器

2.不使用时应从气瓶上卸下,将防尘盖装上,防止水分、污物等进入供气调节器内。双管式供气调节器的呼吸软管应定期松开,并将软管从调节器和咬嘴上取下清洗干净。清洗调节器时,要防止水进入供气调节器的一级减压器中。

3.如有泥沙、杂物进入二级减压器内,应用清水充分洗净后吹干。

4.长期不用时,应将弹性膜片涂抹滑石粉进行保养。

5.供气调节器应平放在干燥、通风处,不使其过分弯曲或受力拉长。

6.定期对供气调节器的膜片单向阀、解脱扣等实施检查,重点检查腐蚀、污染及性能状况。

(三)面罩(见图 4—9)

1.使用后用淡水洗净晾干。

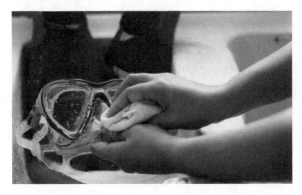

图 4—9 面罩

2.面罩存放时应将玻璃面朝下,避免橡胶部分受挤压,以防止接触面部边缘变形,影响水密性能。

(四)头盔

头盔必须经常注意擦拭,搞好内壁清洁工作,特别是易发感冒、咳嗽、流鼻涕的冬季。

头盔消毒清洗时,应先取出头盔内送受话器用酒精纱布擦拭,然后用肥皂水清洗头盔内部,再用干净棉布擦拭干净,最后用酒精纱布擦拭。

头盔外壳铜质部分,为防止氧化,应用擦铜油擦拭。排气阀和排气阀中拆开的部件,要用擦铜油擦拭后,再涂上甘油或植物油后装妥,以防生锈。擦头盔、排气阀时应避免使用棉纱,以免棉纱头夹在排气阀内。

(五)潜水软管

潜水软管使用后应立即用淡水冲洗干净,在污染区或油污区进行过施工的潜水软管应用清洁剂进行清洗,然后用清水冲洗干净。对潜水软管应经常实施检查,确保无裂缝或质变现象。

潜水软管应定时消毒清洗:先用清洁的温水冲洗管内,并用压缩空气吹干管内,然后用75%的酒精液约1000～1200ml,对整套软管管内进行消毒,最后再次用清洁温水冲洗,并用压缩空气吹干。

潜水软管应堆放在通风好、温度适宜的室内,避免暴晒或雨淋,以防质变老化。盘卷直径不宜太小,防止硬弯折裂,潜水软管上严禁堆压重物,并切勿沾上油渍。

(六)领盘

领盘养护主要应对铜质部分擦拭擦铜油,防止氧化;对牛皮垫圈拭抹高级机油,防止萎缩老化,影响气密;对间断螺纹、螺栓涂抹高级植物油,使其保持润滑。

(七)潜水服

潜水服最好用衣架悬挂,尽量避免折叠存放。存放的室内环境以温度15℃～35℃相对湿度50%～80%为宜,橡胶部分撒些滑石粉。

(八)信号绳

信号绳平时不应放在潮湿处,并严禁用作其他用途。

（九）其他方面

1.使用后，应用淡水冲洗干净，凉干后放在干燥通风的地方，严防暴晒或放在高温处。

2.潜水服存放时最好用衣架挂起，长时间不使用时，对易老化的橡胶部分抹些滑石粉。

3.对于无法修复或无修复价值的装具、配件应予销毁或丢弃，严禁好坏混杂堆放。

4.压铅固定带应定期更换。

5.气瓶贮存的气体超过一年，应更换。

6.高压气瓶搬运时，应抓住瓶体或瓶阀，严禁用背托或背带搬运，以防背托或带子断掉而造成事故。

7.充气完毕，应关闭信号阀。

8.气瓶使用后应打开信号阀，以备检查并重新充气。

9.气瓶测压时，测试人员的脸不能靠近测定压力表的刻度盘。

10.因其他原因贮存非普通压缩空气，应有专用瓶，并应有明显的标志。严禁气体混杂充气，以免发生爆炸等重大事故。

11.压力表应定期进行校对，以确保压力显示准确无误。

12.高压气瓶贮存应悬挂标记，注明充气日期及何种气体等，并做好记录。

三、主要部件性能的一般检验

（一）信号阀指示压力检测

信号阀是潜水时指示气瓶最低储气量（即由水底从容上升所需气体的最低储备量）的警报系统，起着保证潜水员安全的作用，应经常处于性能良好状态。

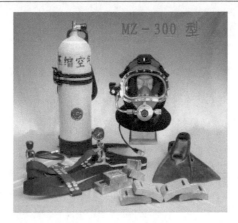

图4—10　潜水装备

检查方法如下：

1.将气瓶充气或使用到4.9MPa左右。

2.推上信号阀置于工作位置,打开气瓶阀排气,掌握排气速度不宜过大或过小。

3.等瓶口停止排气或排气受阻,声音明显改变时,关闭气瓶阀。

4.拉下信号阀拉杆置于解除位置,测瓶压,即为信号阀指示压力。指示压力在2.94～3.9MPa范围内为合格。超过3.9MPa还可使用,但潜水后应修理调整。低于2.94MPa时不准使用。

(二)一级减压器输出压力检测

长时间放置库房未用或怀疑输出压力有问题时,须进行检测,方法如下：

1.将供气调节器的一级减压器上安全阀取下,在该螺孔中装上0～1.57MPa刻度r压力表。

2.与空气瓶接通。开启瓶阀,观察压力表指示压力,同时另一手准备按二级减压器保护罩上的手动供气按钮或将保护罩取下,直接按阀杆(注意:此手不得离开!)。当如压力表指示不停地上升并超过2/3表盘刻度时,应立即按下按钮

（或阀杆），排出气体以免发生意外。如升到一定压力不再上升时说明减压器阀头不漏气，可继续测试。

3.用开瓶阀那只手，用专用六角内扳手旋转一级减压器调节弹簧螺母，使压力表指针下降或上升。

4.按阀杆到底时压力表指针下降值不应少于 0.2MPa，阀杆抬起恢复正常位置时，压力表应回到原来指示数值。允许稍有压力缓慢上升现象。

（三）供气调节器最大流量检测

供气调节器最大流量是指在单位时间内最大限度通过的空气流量，单位是升/分（常压值下）。测定方法如下：

将在瓶压 14.7MPa 调好减压器输出压力为 0.49MPa 的供气调节器（69－Ⅲ和69－Ⅳ型）接在已测过压力的空气瓶上。

第五章　多种环境下潜水

第 一 节 夜潜

对一些人来说,夜间潜水的想法听起来有点疯狂,但夜潜带给我们的并不仅仅是探索的快感。夜间潜水能够看到许多白天下潜见不到的海洋生物和生物行为,当你短暂地将手电筒光源关闭,甚至有很多发光的微小颗粒在你身边。风光魅力绝对不输白天,而且晚上的水温相比白天并没有大大降低,只是上岸后需要注意保暖,避免受寒。

一、光线与沟通问题

夜间潜水相较于白天潜水要难一些,但只要组织计划合理,一切也并不是什么难事。强效手电筒能够轻松照亮前进路线以及周围的生态,让我们欣赏到海洋生物最真实的色彩。如果用手挡住手电筒,水下世界的黑暗程度会叫人惊讶。在夜潜时全程都不能关闭手电筒,因为重新开启时灯泡可能会炸裂。夜间,很多海洋生物会使用磷光,潜水员游进时,浮游生物的微弱磷光会在潜水员身后留下一串美丽的光带。如图 5—1 夜潜。

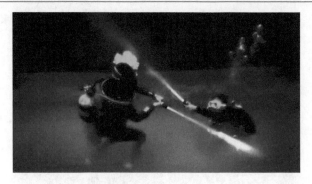

图 5-1　夜潜

与白天潜水相比,夜潜主要是局限了潜水时的有效沟通,这种沟通不仅限于潜水员之间的沟通,更重要的是潜水员与水面接应人员的沟通。在水下,潜水员可以借助手电筒监测潜伴的位置,信号发送也同样可以借助手电筒完成,按照正常的方法发送手势信号,发送时用手电筒照亮自己的手部即可。潜水员还可以通过挥舞手电筒光线以吸引潜伴的注意力,但小心不要把光直接对准彼此的脸部,否则他的眼睛看到的是几乎全黑的环境。

在水面附近时避免手电筒灯光闪烁,除非有紧急情况需要引起水面接应人员的注意。如果是从岸边出发下潜,不妨在那里留存备用光源,比如明亮的营地灯、手电筒或是安全浮标,以便出水后可以快速找到回程的路。出水点应设置彩色灯,以便跟其他光源有效区别开来。

夜潜时,大部分仪表和潜水电脑表的数据都更方便读取了。只需要用手电筒直接照射仪表,表盘读数就能发光显示一段时间。

(一)光源配置

每位潜水员都应当人手携带一只手电筒,并至少有一只备用手电筒。如果使用的是可充电电池请确保电池已经充满电。使用手持式灯而非头戴式照明设备,因为与潜伴面对面时,头灯会影响对方的夜间视觉。在潜水服后侧粘贴发光棒,能够有效增加自己的辨识度,避免危险的发生。如图5-2潜水手电筒。

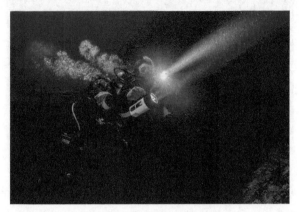

图5-2　潜水手电筒

(二)手电筒信号

夜潜期间,手电筒光会告知潜伴自己的所在位置。还可以用手电筒光扫射海床给潜伴传递简单的信号。如果需要立刻协助,在水面附近大力挥舞手电筒,以提醒水面接应人员。

OK信号,在海床上用手电筒光画一个大大的圆圈以告知潜伴一切正常,也可以作为询问"你OK吗?"要避免用灯光照射对方眼睛。

注意/紧急呼救,快速地将手电筒光往左右两侧移动发射,摆动的灯光信号表示出现了问题并且需要立即给予关注。与有目的地左右摆动或上下摆动不同,快速摆动的灯光信号表示紧急呼救。遇到真正的紧急情况,潜水员应该不停地快速左右摆动灯光(或上下摆动)直到被呼叫的潜水员转身前来帮助。

二、夜间的生物

当夜晚来临时,就是水中生物活动换班的时候,白天常见的生物会躲回它们的巢穴中休息,取而代之的是惯于在夜间活动的生物开始出没。这就是夜潜最吸引人的一点,可以见到与白天截然不同的生物。除了生物的作息习惯外,也由于夜间的能见度受限于灯光所照射的范围,所以远方的大鱼我们是比较难发觉到;夜潜时所观察的重点还是在于可以近距离观察到的微距生物,通常最常见到的是各式奇形怪状的虾蟹类,章鱼之类的生物也是夜晚容易发现到的。

另外,尽可能远离色泽鲜艳、奇形怪状的海物,鱼、鸡心螺、海蛇、水母等,这类生物毒性较大。要注意海蛎、藤壶等壳类生物,即使有较厚的潜水服保护,其锋利的壳也极易割、划伤潜水员。

三、夜潜注意事项

(一)尽量选择比较简单的环境进行夜潜,比如浅水残骸或是有许多独特结构的珊瑚礁。通常选择白天潜过的潜点作为夜潜最为合适。

(二)为了避免事故发生,不要潜得过深,通常不会超过 20 米,因为在幽暗的环境里,任何问题都会变得棘手。

(三)至少携带两只手电筒,以免其中一只出现故障,在水中无法找到队友或无法让队友找到自己。没有后备灯,不建议夜潜。全程手电筒保持开启状态。从下潜开始前打开,一直到上岸后关闭。手电筒默认向下照射,或者从下向上照射自己,切勿对人照射。

(四)随时确认潜伴和潜导的位置。虽然你可能相信自己会一直跟随潜导或潜伴,但在水下人多的时候,你只能看见闪烁的灯光,却不能确定是谁。

(五)穿着更为保暖的潜水服,建议戴上潜水帽,保护头部的温暖,即使夜间的水中温度不低,但防止有较冷的海流经过。

(六)用气的控制计划要比白天更为保守,比如在 100bar 左右就建议上升,以防止水面接应人员距离较远,不易判别自己团队的人员而需要等候太长时间。

第 二 节 洞潜

在洞穴潜水领域,按照洞穴结构也分为不同种类,主要是根据洞穴潜水过程中与入口之间的距离和结构而定,对潜水员的要求也各不相同。可以说洞穴潜水和沉船潜水类似,在普通休闲潜水和专业技术潜水之间架构起了一座桥梁,结构简单的洞穴适合于普通休闲潜水员,而全封闭的洞穴只能是为专业技术潜水员准备的。

一、全开放式洞穴

这类洞穴也称为天坑或蓝洞,通常是塌陷的石灰岩溶洞或水下峭壁,顶部开放,有巨大的开放水域,抬头可以看见天光。虽然天坑的整体结构简单,但是其中迷人的海洋结构往往充满戏剧性,里面有各种令人眼花缭乱的生物生态,可能还会邂逅在开放海域所没有的物种。不同的天坑中也会伴随有一些半开放式的

洞穴结构,但是通常通路较短,出口始终清晰可见,随时都可以看见阳光。如果遇到通路狭窄而悠长的区域,千万不要因为好奇心而涉足,因为即便是在结构非常简单的半开放式洞穴中探索,洞穴结构并不清晰,遇到问题可能也无法快速

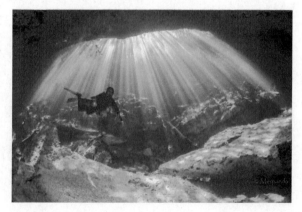

图 5—3 洞潜

回到水面,存在很大的风险隐患。这类天坑或蓝洞通常水流十分平静,常年温度稳定,也是世界各地自由潜水员训练和挑战的天堂。如图5－3洞潜。

二、半开放式洞穴

半洞潜或开放式洞潜,是已经进入了顶部封闭的洞穴,但回头可以看见天光(有时候很微弱,必须关闭手电筒才能看见,但是可以为你指引方向,回到洞口从而回到开放水域),距离开放水域不超过40m,穿透(两个开放水域之间穿过)距离不超过60m。仍然属于休闲潜水的范畴,使用我们的休闲潜水装备就可以。

凹洞潜水时,建议使用蛙踢式脚蹼踢动方式。蛙踢是一种较为和缓的、按圆弧轨迹踢动脚蹼的技巧,能够有效避免搅起海底的沉积物。错误的脚蹼踢动可能会把整个凹洞变成淤泥场,从而导致方向迷失甚至恐慌事件。正因此,进入较大型的凹洞前,应在入口处安放引导绳,以保证万一能见度锐减时,潜水员也可以顺利回到入口处,如今它已然演变为安全常规手段。如图5－4洞潜。

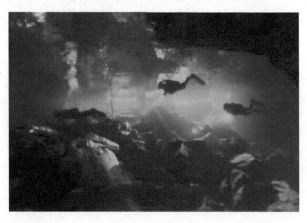

图5－4　洞潜

在缺乏对当地情况的充分了解或没有当地潜导陪伴时,不可贸然进入凹洞探索,因为其中可能存在一些洞穴系统中的特殊情况和危险,比如任何标准的潜水指南中都未提及的季节性能见度变化等。

半封闭洞穴潜水的第一原则是,绝对不能因为好奇心而把当前的凹洞潜水晋级为封闭洞穴潜水!也就是说,要始终保持出口位置在视线以内,即便不是直接在视野之中,至少保证入口处的自然光线可见。对很多潜水员来说,探索深处洞穴系统的诱惑力极大,然而,一旦入口从视野里消失,自然光线也慢慢消散不见,这时候就会升级为封闭洞穴潜水,如果没有适当的装备和特殊的安全和技术技巧,情况就会变得危险,所以绝对不可冒险!

三、封闭式洞穴

封闭式洞穴通常洞口狭小隐蔽,洞内地形复杂,进入洞口后不超过 20 米就与阳光隔绝,几乎进入完全封闭的黑暗空间。这类洞穴深度可以达到上百米,洞穴长度可以绵延数公里。这类封闭式洞穴最早是专业的洞穴协会用来进行科考为目的设计的,比如早在 1953 年,佛罗里达州洞窟学会就开始教授洞穴潜水课程,培养科考探险队员。由于封闭洞穴内部复杂,留给潜水员操作和判断的容错率几乎为零,遇到问题难以自救和施救,所以早期的洞穴探险的死亡率很高。

在专业技术潜水领域,有很多培训就是专为洞穴潜水而存在的,可以说洞穴潜水占据了技术潜水应用的半壁江山,而且出于安全考虑,培训要求越来越高,也越来越细。随着科技的发展,也有更为先进的装备参与到洞穴潜水中来。一般来说洞穴技术潜水的基础准则包括:引导绳、多气瓶系统或循环呼吸系统、二级长短喉备用系统、备用灯光系统、严格的气体管理规定和减压规则。

第 三 节 沉船潜水

神秘的沉船躺在幽深的海底，引诱着世界各地的潜水员前去探索。让潜水员们通过这些沉船和历史进行片刻的交流。但是，沉船潜水是有风险的，特别是对于没有受过训练的潜水员。以下罗列了一些沉船潜水可能遭遇的风险，需要特别注意。

一、封闭环境

穿越沉船内部可能是个危险的举动，尤其当潜水员不具备足够的装备和训练的时候。穿越潜水需要专门的训练，额外的装备和详尽的计划，因为潜水员无法从沉船内直接上升到水面。

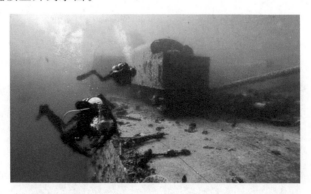

图 5—5　船潜

即使仅仅在残骸下面游动也具有潜在危险，有一些沉船就是如此脆弱，潜水员碰一下或者脚蹼踢到也会让它们轰然崩塌（如图 5—5 所示）。

二、迷失方向

沉船潜水时,潜水员非常容易丧失方向感。沉船是名副其实的迷宫,腐蚀的结构、渔网和设备用具更增加了迷惑性。尤其当沉船在海底的姿势不是原样垂直坐落,就更容易迷失了。所以沉船潜水员必须学习和采取适当的导航技术,保持方向感,避免迷失其中。

三、尖锐金属

当潜入金属制成的沉船时,其中尖锐的金属边缘可能会刺入、割坏潜水设备,甚至伤及潜水员本人。沉船潜水员的设备应当尽量精简流畅,适合此次行动。另外,沉船金属还可能导致指北针失效。沉船潜水员应当懂得如何利用沉船结构,导航工具和自然现象找到出路。比较流行的一种导航方法是沿路布导线,出去时清理干净。

四、纠缠风险

沉船上的丝线、索具和渔网都会造成巨大的纠缠风险。如果潜水员把自己从纠缠线绳中解放出来之前耗尽空气,那么后果不堪设想。每个沉船潜水员都应当携带合适的切割工具,以便遇到纠缠风险时及时解救自己(如图5-6所示)。

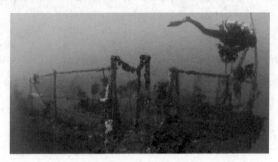

图5-6　船潜

五、深度迷惑

沉船内太容易丧失深度意识。在沉船顶部的浅水区,潜水员可能只计划了一次浅水潜水。然而,随着他探索沉船就会越潜越深。当然,潜水深度超过计划(超过等级范围内深度)会造成昏迷或意外减压病。这个时候需要非常适当的训练和潜水计划。

六、顾此失彼

潜水员全神贯注地探索沉船,却忽视了查看仪表设备。这样会使潜水员不自觉下潜到危险的深度,造成减压病甚至耗尽空气。不要让环境分散注意力,丧失基本潜水意识和技能。相对于开放水域潜水,沉船潜水存在着各种各样的风险,这也是沉船潜水需要特殊训练的原因之一。具备适当的培训程序和装备,才能将风险降到最低,充分享受沉船潜水带来的兴奋感和成就感。

第 四 节 自由潜

一、自由潜的定义

自由潜水是指不携带空气瓶,只通过自身肺活量调节呼吸屏气尽量往深潜的运动。因存在危险性加之适合练习的透明度高的开放水域大海(适合的潜点)不多,练习者及其潜伴都应具备专业急救知识等多方原因所限,从 20 世纪 70 年代开始的这项运动仅作为水下极限运动,未向民众广泛推广。经过了几十年的变迁,自由潜水也有了新的发展,世界自由潜水协会成立了——AIDA(自由潜水者的组织),还有了专门的自由潜水学校,每年 AIDA 都会举办自由潜水比赛,如果大家听到谁谁谁又挑战了人类的极限,潜了多深破了多少米的纪录之类的新闻,那多半出自这个比赛。自由潜水活动场所主要分为室内(泳池)、室外(大海)两地,有以下几个比赛项目。

(一)室内(泳池)

水平方向戴脚蹼潜(竞距离);
水平方向不戴脚蹼潜(竞距离);
在水面浮伏(竞屏气时间)。

(二)室外(大海)

恒定重量戴脚蹼垂直下潜(竞深度);
恒定重量无脚蹼垂直下潜(竞深度);

恒定重量用手拉绳垂潜(竞深度);

垂直潜(竞深度但可以变重量);

借助重力装置下潜(竞深度)。

注:所谓恒定重量是指下潜前和下潜后身体的重量不变(包含所带铅块)。

2009年4月3日,英国伦敦,英国女潜水员萨拉—坎贝尔刷新了自由潜水的一项世界纪录,她屏住呼吸长达3min36s,一口气潜到大西洋海面以下96m处,比任何一位女性参赛者潜入得都要深,并且独自返回水面,没有依靠安全气袋的帮助(如图5-7所示)。

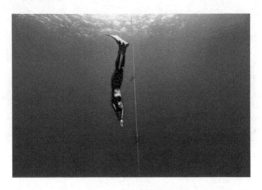

图5-7自由潜水

二、最"安静"的竞技

自由潜水是一项名副其实的竞技运动,虽然目前还没有列入到奥运会的项目中去,但是自由潜水有非常完备的竞技体系和竞赛规则。不仅有为数众多的运动员、裁判员,而且世界上每年都会进行一些国际性的自由潜水比赛。但在自由潜水里,有一种竞技项目叫作——静态闭气。它的规则是运动员的呼吸器官全部没入水中,并尽可能长时间地闭气。以时间长短决定比赛的成绩。简而言之就是谁在水里憋气时间最长,并且出水后能清醒地完成比赛要求的出水步骤,谁就是冠军。

2016 年 4 月,中国自由潜水竞技选手王奥林,受邀参加 2016 年度 VB 蓝洞深度挑战赛。他是参加 VB 的第一个中国自由潜水运动员,一如 2015 年 9 月在塞浦路斯举行的自由潜水世界锦标赛,当时,他是第一位也是唯一一位代表中国出赛的运动员。4 月 22 日～5 月 2 日期间,王奥林进行了四次比赛。连续三次打破由他自己保持的国家纪录,最终取得了恒重有蹼项目 92 米的好成绩。2017 年 5 月 2 日,中国运动员王奥林以 103 米的成绩在巴哈马蓝洞深度挑战赛中刷新了中国男子自由潜水恒重有蹼(CWT)国家记录(如图 5－8 所示)。

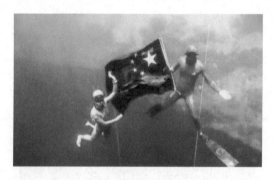

图 5－8 自由潜水

在这项比赛里,为了达到更好的成绩,选手尽量放松自己身体的每一块肌肉,任何的移动或者身体紧张都会增加耗氧导致闭气时间的减少。不仅如此,在比赛中选手也要尽可能地降低自己的心率,努力降低大脑的耗氧。除了正常的静态闭气还有一种比赛是呼吸完纯氧进行的闭气比赛,因为呼吸纯氧,静态闭气时间会大大延长,纯氧闭气的挑战还有吉尼斯纪录。目前的吉尼斯纪录是 Aleix Segura 保持的 24min3s。

关于自由潜的安全问题:自由潜水分为休闲自由潜和竞技自由潜,不了解的人一定会说,竞技自由潜是比较危险的那一个分类,并不是。竞技自由潜是为了追求更大的深度,更长的距离,更久的闭气时间,所以在此过程中,选手可能会遇到因为闭气时间太久而发生 BO(短暂的断片儿)的情况,但在竞技自由潜里面,完备的比赛计划,充分的赛前准备,完善的急救措施,经验丰富的安全员,以及比赛中的其他安全措施,都让竞技潜水员出事故的概率降到最低。2013年有一位竞技自由潜运动员身亡,这也是竞技自由潜水领域,在比赛中目前为止唯一一位死亡的运动员。

　　我们大部分人都不会以竞技作为学习目标,所以风险概率就更低。在很多水肺潜水的系统中,是有 SoloDiver(独潜)证书的,比如 PADI(潜水教练专业协会),CMAS(世界潜水联合会),IANTD(国际氮氧混合气及技术潜水员协会),SDI(水肺潜水国际),但是在自由潜水系统中,是绝不允许独潜的。"Never Dive Alone"永远是自由潜水第一安全准则。据国内目前最大的一家自由潜水俱乐部负责人说,他从事自由潜教学近 4 年,亲自教授过超过 1000 名的学生,整个俱乐部学生数量超过 2000 多人,没有一个学生出现过事故,所以规避风险,保证训练安全是第一要务。

第 五 节 考古潜水

这里谈的海洋考古主要适用于学术和科研范围,但其实完全可以说,每个探索残骸潜点的潜水员都有对海洋考古学的兴趣和使命感。海水潜点和许多的淡水潜点都拥有扣人心弦的历史秘密,而人类对其了解程度不及陆地的万分之一,适当了解一些知识,树立正确的观念,对于每个潜水员来说都是必需的。如果有兴趣的话,还可以申请参与一些考古志愿者的工作。

一、考古学的分支

水下考古作为考古学的一门分支学科也遵循考古学的一般原则,所有调查、勘探、测量、摄影、发掘、年代测量、保存、修复等,都同考古学的研究方法一致。水下文物的发现主要是通过调查、探测、发掘等方式实现的。

调查包括陆上调查和水下调查,陆上调查主要是通过实地勘查、走访以及各种资料的收集,包括文献记载、民间传说、消息和已经打捞获取的文物,以及地图、卫星图片等来寻找水下遗址线索,为水下调查做准备。在通过陆上调查获取水下遗址的相关线索后,进一步使用水下探测和遥感技术来对可疑水域进行搜索。水下发掘和田野发掘一样布设探方对遗址进行发掘,只不过水下发掘根据遗址的状况使用软探方和硬探方两种,在发掘的过程中还会借助于一种小型的探方网对遗址进行平、剖面测量,绘制完整的平面图和以基线为剖线的剖面图。一般说来,组织海洋考古考察队一般是研究某地方知识将目标指向了某个明确的地区,该地区有考古潜力。现代全球定位系统装置给定位这些潜点提供了极大的便利。抵达潜点后,一般会先进行详细的调查,调查中可能会使用基准线

（进行海底测量时的固定参考线）或坐标方格。在挖掘之前精确记录潜点的位置和状态非常重要，通常会使用摄影或大范围的素描等记录手段。开始挖掘前，一般会进行小型的测试性挖掘，每一发现的确切位置都会仔细加以记录，发现本身也会进行草绘或拍摄记录。有了发现以后，还需运用专业的保存和复原技术对之加以处理（如图5－9所示）。

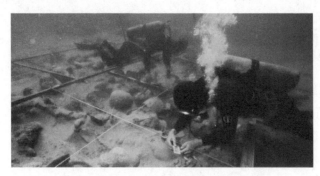

图5－9 考古潜水

二、不同角度看待水下考古

理论上说每次潜水都有可能发现历史文物，但是目标明确的针对性调查就是更加严格层面上的任务了，需要运用正确合适的挖掘和记录手段。因此，考古潜水员可以划分为两个不同的类别，严谨的专业潜水考古学家和狂热的考古爱好者。

从潜水的角度来说，每个业余爱好者都可能做出非常宝贵的贡献，但是，潜水员只有参与到被认可、有授权机构组织的项目中时才能进行相关工作。太多的潜点被损坏，文物也被移走，这些私人行动等同于破坏和盗窃，如果这些水下文物被保存在陆上，不妨想象一下，私挖历史遗迹或埋葬地的文物是多么严重恶劣的行径，其实，水下世界也是一样的道理。有很多考古组织都欢迎业余志愿者的帮助，他们还会为考古活动提供监督与指导。考古的发现只有与了解该发现全部意义的人一起分享后，才更有意义也更令人激动。事先接受过相关培训的潜水员被相关机构的项目组录用的概率更大。学习专业的海洋发掘和复原技术对考古爱好者有着极大的吸引力。考古学家们即便在找到感兴趣的目标时，也会尽量跟调查现场保持距离，以避免造成破坏。

三、"南海一号"考古工作

自从英国商业打捞大鳄迈克·哈彻为了提高沉船遗物的价值，砸碎了 60 多万件南海珍宝之后，点燃了中国考古队的决心和斗志。在 1987 年，也就是"歌德马尔森"号沉船遗物拍卖后的一年，中国成立了国家水下考古中心。水下考古中心的准备工作还未开始，"南海一号"便出现了（如图 5－10 所示）。

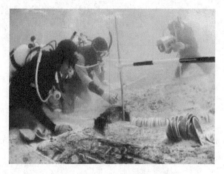

图 5－10　考古潜水

"南海一号"是南宋初期一艘在海上丝绸之路向外运送瓷器时失事沉没的木质古沉船，距今 800 多年。是迄今为止世界上发现的海上沉船中年代最早、船体最大、保存最完整的远洋贸易商船。从 2001 年开始正式精细探测，2002 年首次打捞文物 4000 多件，2007 年完成了将"南海一号"整体打捞起吊工作，并将其放置在"南海一号"博物馆继续发掘同时供大家参观，博物馆位于广东省阳江市海陵岛。这种形式的整体打捞和保护在世界上也是首次。截至 2017 年 5 月"南海一号"已经发掘文物超过 14000 件。

第 六 节 冰潜

冰下潜水听起来可能不那么有意思,但它确实是非常特别也非常令人振奋的潜水体验,仿佛就是进入到另一个不可思议的奇幻世界。可以去探索那些只有在冰下才能见到的水下环境及生物,冰下环境的能见度通常很好,自冰上的柔和光线可以让潜水员体验到大自然惊人的美。当然冰潜需要的装备和技能也是非常特殊的,需要经过专门的课程培训和训练才能进行。提到冰潜,很多人就想到昂贵而遥远的北极和南极,其实世界上可以冰潜的地方有很多,比如俄罗斯、加拿大、美国,甚至近邻日本。

一、独特的环境

冰潜的地点其实比较广泛,只要温度够低,水面可以结成冰面,并且水质环境尚可,那么既可以在大海中进行也可以在冰封的湖泊中进行,冰层在水的上方形成了隔离保护层,因此冰下环境往往没有风,再加上柔和的低光线条件,藻类生长也受到限制。因此,冰下的能见度叫人惊叹。不过水下能邂逅的物种则取决于潜水的地点和你的运气,热带海洋中琳琅满目的鱼类和珊瑚,在寒冷的冰面下,可能要仔细搜寻加上极好的运气才能遇到它们,即使在冰潜圣地的南北极也是如此,不过抬头仰望的冰面质感和花纹,投射着不同强度的光线和色彩,那种美已然让你满足(如图5—11所示)。

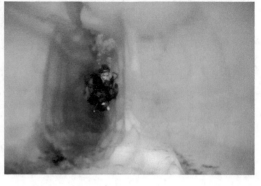

图 5—11　冰潜

二、人工破冰

冰潜并不等于冷水潜水,而是在冰面下潜水,所以第一部分必然是要在冰面上凿出一个通往水中的入口,就像寒冷的冬天在我国东北捕鱼一样。首先选择有一定厚度的冰层的位置进行冰潜活动,这样是为了防止较薄的冰块碎裂,以保证冰上人员的安全。首先,要利用手工冰钻在冰层上,呈三角形凿出一定数量的小洞。然后使用电锯沿着利用手工冰钻凿出洞的三角形切割开。这样就可以安全地在冰河上锯出一个可以通往水下的入口。

那么为什么不在自然形成的冰洞下潜水呢?自然冰洞有可能是由洋流或冰面移动造成的,有一定风险。如果要在自然冰洞下水,一定要在了解当地情况的导潜带领下才能进行潜水活动。为保证安全,人工冰洞是最佳选择。

三、特殊装备

淡水的冰点是 0℃,而海水的冰点依海水盐分含量而定,盐分在 25% 时,海水冰点为零下 1.3℃,盐分在 35% 时,海水冰点为零下 1.9℃,盐分越高冰点越低。由此可见无论哪种情况冰潜的环境温度都在 0℃ 附近,有时甚至低于 0℃。在这种极端环境下潜水稍有疏忽,呼吸器就会被冻住,非常危险。首先潜水时需要完全环境密封的调节器套组,这种组件在设计上能防冻。潜水前,潜水员需要将其浸入水中,让它慢慢适应环境温度。下水后,潜水员需要持续将它保持在嘴中,以减少漏气(因冻结而导致的空气不受控制释放)的风险,而不能像热带海域中可以将二级头拿离口中来拍照。而且,为了防止调节器被冻结,建议将主要气源和备用二级头单独连接至不同的一级头,确保两者之一可以正常使用气瓶,也需要配置特制的双阀门以应对这种装置调整,也可以配置两套完全独立的调节器或双气瓶配置(如图 5-12 所示)。

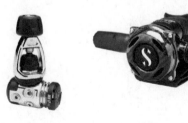

图 5—12　防冻装备

　　寒冷环境需要穿着厚度合适的干式潜水服,这一点毋庸置疑,但在极寒的冰下环境中,干式潜水服里面还需要增加暖和的贴身衣服,其他还有厚度足够的氯丁橡胶手套或防水干式手套,双重头罩以获得额外的温度。干衣、头套这些冰潜装备一般都在潜水中心可以租赁得到,但是为了防止意外漏水的尴尬情况,建议自己准备头套、内层保暖衣这些基本的防寒器材。而且通常租赁到的是 7mm 的尼龙干衣,比较笨重。加上常规的 10～15kg 配置的配重,整体上身重量可能达到 20～25kg,行动会明显迟缓。现在推出的复合型材料干衣会轻便灵活很多。

四、冰潜注意事项

　　冬季不管北极圈内温度是零下多少度,冰下的水温始终保持在零下 1℃ 左右。为防止二级头冻结,第一口呼吸一定要在水下进行。除此之外,在水下一定要把握呼吸的节奏,由于空气流量和一级头的温度成反比,所以切记不要呼吸过度。

　　冰潜时,除了要应对在封闭环境中潜水可能出现的潜在危险外,还必须小心监测自己的核心体温。重复潜水只有在身体完全恢复温度后才能进行。饮食方面,要确保进食大量高热量的热的食物,以弥补身体在潜水过程中的消耗,并保持温暖。

第六章　应急救援

　　随着世界各国对海洋资源开发的激烈竞争以及近海工业、救捞以及应急救助事业的发展,潜水作业的应用越来越广泛,并在国民经济建设中发挥了巨大的作用。应急救援一般是指针对突发、具有破坏力的紧急事件采取预防、预备、响应和恢复的活动与计划。其属性是各类事故、灾害或事件具有突发性、复杂性、不确定性。因此,具有迅速、准确、有效等突出特点。应急救援的目标是对紧急突发事件做出控制紧急事件发展与扩大;开展有效救援,减少损失和迅速组织恢复正常状态。应急救援的基本任务:立即组织营救受害人员,组织撤离或者采取其他措施保护危险危害区域的其他人员;迅速控制事态发展,并对事故造成的危险、危害进行监测、检测,测定事故的危害区域、危害性质及危害程度;消除危害后果,做好现场恢复;查明事故原因,评估危害程度。应急救援的原则:不抛弃、不放弃,确保救援人员自身安全,最大限度展开救援工作。

　　潜水应急救援最为人们熟知的案例,就是 2015 年 6 月 1 日晚,湖北监利"东方之星"沉船事故。在此次事故应急救援中武汉长江航道救助打捞局(救捞局)冲锋在前,贡献了自己的一份力量。李克强总理在"东方之星"救援现场指出:"生命大于天,第一要务是争分夺秒救人。"当时东方之星是倒扣在江面上,要救人有三种方法。一是网民们说的直接起吊;二是切割开仓;三是潜水救人。为什么只能采用我们的潜水方法下水救人?前面说的第一种方法大连海事大学的打捞专家在当时的新闻发布会上就讲了，起重不仅仅是力量与重力的对抗，因为船体上层建筑的强度承重薄弱，强行起吊会使船体折断。第二种方法切割开舱，船在水中倒扣，谁也不知道水底下是什么情况，开舱会使船体内仅有的空气泻出，从而改变船体的稳性，给下面的生还者带来生命危险。所以，潜水救人是最安全、最有效、最快捷、最稳妥的救援方法。在救援中，水下搜救是一项艰巨复杂的任务。作为第一批登上沉船的救援人员，又是资深的老潜水员，救捞局黄成龙处长从现场的情况判断倒扣的船底与水面的夹层可能还有生还者，于是提出搜救方案，用敲击船底的方法，看看是否有幸存者回应。通过敲击，大概是在船头30到40米的位置确定了第一名幸存者65岁老人朱红美。确定了幸存者位置，就需要潜水员在情况复杂多变的水下展开救援。如图6—1、6—2。

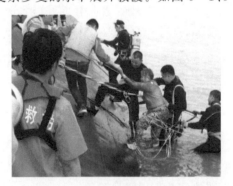

图6—1　第一名幸存者 朱红美

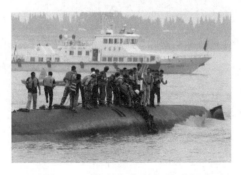

图6—2　第二名幸存者 陈书涵

第 一 节 对遇险人员的救援

潜水员或船员无论在水下或水面遇险,援救的首要任务是尽快将其救助出水,以利于尽早在陆地或船上实施相应的急救措施,这是救助成功的关键。为方便表述,以下以救援潜水员为例,人员不同但救援的步骤、方法和要求均一致。

一、对水下遇险者的救生

潜水员在水下遇险,无法自行解脱,预备潜水员迅速潜入出事现场,观察遇险潜水员状况,采取相应的救助措施。如遇险潜水员已失去知觉,要尽快把他带至水面。上升时,保持直立姿势,并控制适宜的上升速率,以防发生肺气压伤。到达水面后,尽快救护出水,在船上或岸上实施急救。此时应注意的是防止遇险者再次沉入水中,为此,要去掉其身上的压铅,或向救生背心内充气。但水下援救过程中,必须注意以下三点:

(一)接近遇险潜水员时,要特别小心,不能被遇险者抓住不放,甚至撕下自己的面罩,造成援救失败致使两人同时遇险。

(二)注意防止在水中突然下沉。去掉遇险者的压铅,或向其救生背心内充气,以增加正浮力。如遇险者头朝下并打水下沉,应迅速抓住其脚蹼,阻止其打水,并很快潜至下面,抓住遇险者气瓶阀,将其扳正,同时去掉自己身上的压铅,以增加正浮力,争取尽快浮出水面。

(三)实施成对呼吸时,未戴咬嘴的潜水员在上升时应不断缓慢吐气,以防发生肺气压伤。

二、对水面遇险者的救生

如遇险者失去知觉,尽快将其压铅解除,或向其救生背心内充气,以增加正浮力,防止其下沉,并设法使其口鼻露出水面、接触大气。如呼吸心跳已停止,应尽快拖带至船边或岸边,争取尽早出水,在船上或岸上展开更有效的急救。

三、水中拖运遇险者的要求和方法

(一)在水面拖运失去知觉的遇险者,要随时检查其头面部是否露出水面,呼吸是否正常,病情有无恶化,以便采取相应措施,维持其呼吸功能,如在水中进行人工呼吸。则应在拖运中坚持进行,不得中断。

(二)遇险者情绪不稳定时或表现惊慌、挣扎时,都将造成对其本人和救援人员安全的威胁,这时不宜进行拖运,应查明原因,设法使其安定后再拖运。

(三)拖运中,预备潜水员要随时注意观察遇险者的情况变化,并根据具体情况,采取相应措施。

(四)拖运遇险者的方法有多种,如托头拖运法、手脚伸展拖运法、夹臂拖运法、胸臂交叉拖运法、脚推法、绳索拖运法和双人拖运法等。

四、现场急救措施与技术

援救遇险潜水员时应以最快速度使其呼吸、循环功能恢复正常。把遇险潜水员带至水面后,在还未到达船或岸上之前,就应开始进行水中人工呼吸或水中心肺复苏。同时,在水面人员的援助下,尽快救护出水。出水后,无论在堤岸、码头、海滩或船上,应立即对患者进行认真检查,尤其要侧重于可能危及生命的某些体征和症状。

五、现场处理的基本原则

(一)首先要动作迅速,尽快将遇险潜水员救援出水。

(二)要明确诊断,争分夺秒恢复其呼吸、循环功能,即不间断地实施心肺复苏术。

(三)对疑有减压病和肺气压伤的患者,应尽快送入加压舱,进行加压治疗。其他急救措施,如心肺复苏术、药物对症治疗等,可在加压过程中同时进行,直至呼吸循环功能改善为止。

(四)遇险者出水后,无论身体状况如何,皆不宜搀扶步行,应左侧半俯卧于担架上运送。

(五)如患者需加压治疗,现场又无加压舱设备,可在施行其他急救措施的同时,保持上述体位,以最快的速度送至有加压舱设备的单位,实施加压治疗。

(六)现场处理"快"为先,各环节皆应争分夺秒,迅速而准确地展开。

第 二 节 水中心肺复苏方法和步骤要点

在水中对昏迷遇险者,须先弄清有无必要进行心肺复苏抢救。为此,须立即进行如下检查:

第一,是否有呼吸。可把手放到胸廓和上腹部,检查有无呼吸动作。

第二,心脏是否还跳动。可用手指触摸颈、动脉,看有无脉动。

第三,是否还有大脑功能,瞳孔有无对光反射,身体是否僵硬。

一、水中心脏复苏方法和步骤要点

(一)从背后抱住患者,将其背部紧贴救护者胸前,两者身体呈平行状或稍偏交叉状,见图6-3。

(二)救护者双手在患者胸前交叠呈蝴蝶状或握拳状,进行胸外心脏按压,见图6-3。

(三)胸外心脏按压深度在5cm左右,速率为45次/分左右。

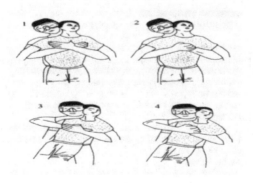

图6-3 水中心肺复苏示意图

二、水中人工呼吸方法和步骤要点

(一)患者到水面后,首先清除口腔及呼吸道内异物,并尽快用口对口人工呼吸,或用通气管向患者口中吹气(见图6-4、6-5)。

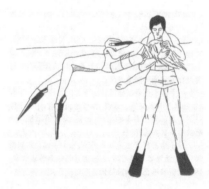

图6-4 水中人工呼吸示意图

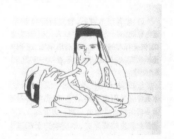

图6-5 水中人工呼吸示意图

(二)无论采用何种方式人工呼吸,预备潜水员皆应采用夹臂拖运法,使患者仰卧水面,或头转向预备潜水员一侧。边实施人工呼吸,边游向救生船或岸边,尽早救护上船或上岸,进行更有效的心肺复苏术。

(三)用口对口人工呼吸时,夹臂拖运法是用同侧手臂插入患者腋下,再将手掌托住患者脑后,抓住头发,另一手掌根压住患者前额,使头后仰,手指则捏住患者鼻孔,配合吹气动作开闭。吹气动作应按一定的速率持续不断地进行。

（四）用水下通气管进行人工呼吸时，夹臂拖运法是使救护者位于患者一侧，用前方手臂（在患者左侧则用右臂，右侧则用左臂）插入患者该侧腋下，绕过其颈部，将手掌置于患者面前，用中指和无名指夹住通气管，用另一手的拇指和食指捏住患者鼻孔，配合吹气动作开闭。

（五）如救护者因换气过度而出现头晕、眼花症状时，可减少吹气速率，或调整吹气节律，在遇有风浪时，也应将吹气时间调整到海浪冲过遇难者头面后进行。

（六）用口对口人工呼吸时，救护者体位要高些，以免患者头部浸入水中；如用通气管人工呼吸时，则应使体位降低，尽量少露出水面，以节省体力。

第 三 节 心脏骤停与心肺复苏

心脏骤停(sudden cardiac arrest，SCA)是指各种原因所致心脏射血功能突然终止。其典型临床表现为意识突然丧失、呼吸停止和大动脉搏动消失的"三联征"。心源性猝死(sudden cardiac death，SCD)是指未能预料的于突发心脏症状1~6小时内发生心脏原因导致的死亡。

一、心跳骤停的常见原因

除心脏本身的病变外,休克、缺氧、中毒等均可导致心跳骤停,现场抢救时及时判断原因,及时纠正,有利于自主循环的恢复(如图6-6所示)。

Critical Point I：早（Time is life）		
停搏时间	出现的症状与病理改变	CPR的成功率
10秒	意识丧失、突然倒地	
30秒	"阿-斯综合征"发作	
60秒	自主呼吸逐渐停止	>90%
3分钟	开始出现脑水肿	70%
6分钟	开始出现脑细胞死亡	40%
8分钟	"脑死亡"	20%
10分钟		0

图 6-6　停搏时间及后果

常见并发症:肋骨骨折、胸骨骨折 、气胸、血胸、肺挫伤、肝脾破裂。心跳呼吸停止指征,意识丧失,胸廓无运动(呼吸停止),颈动脉,股动脉不能触及搏动(心跳停止),瞳孔散大(大脑血流中断45秒后,瞳孔开始散大,到1min45s时散到最大)部分病人可有短暂抽搐,随即全身肌肉松软。如图6-7、6-8。

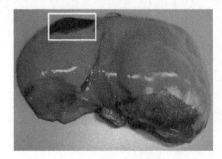

图 6-7 肝脏破裂

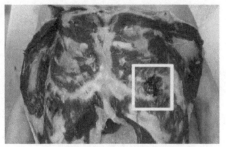

图 6-8 脾脏破裂

二、心肺复苏

(一)评估环境安全

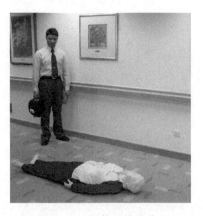

确保在自身安全的前提下,进行现场急救。以免危险因素,如电击、煤气泄漏、地震现场等,对急救人员和患者造成生命危险,并记录抢救时间。如图 6-9。

(二)评估意识与呼吸

图 6-9 评估环境安全

操作者(以医生为例,下同)先到达患者身体右侧,双膝跪地,分开约与肩同宽,左膝平患者右肩,尽量靠近患者身体。判断有无意识的方法:重复轻拍患者双肩,同时凑近患者耳旁(约 5cm),分别对着双耳大声呼喊"你怎么啦? 你怎么啦?",如无反应,即可确认意识丧失。观察患者胸部呼吸以及四肢情况。5~10 秒钟完成,报数"1001~1010"计时。如图 6-10。

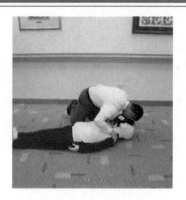

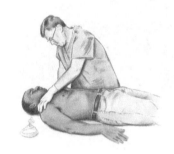

图 6—10　评估意识与呼吸　　　图 6—11　仰卧位

正确的抢救体位是仰卧位,患者平躺于地面或坚实的平面上,头部与躯干保持在同一水平面,不得高于胸部,双手放于躯干两侧。如患者发病时处于俯卧或侧卧位,则应一手扶病人颈后部,一手置于病人腋下,使病人头颈部与躯干呈一个整体,同时翻动。如图 6—11。

(三)评估施救力量＋启动 EMS 系统

在电话通知 EMS 系统时,应当告知对方的信息包括:时间,地点,发生了什么意外,患者的人数及状况,需要提供何种救助,尤其要提醒携带电除颤仪。确认患者意识丧失后,抢救者迅速高声呼救:"来人哪,救命啊!"以获得他人的配合与帮助。这时抢救者要评估实施抢救的力量:如果有 2 人或更多救援者在场,安排一人开始 CPR,另一人拨打 120 或 999 通知急诊医疗救助机构,也就是 EMS,并去取体外自动除颤仪和急救药品;当仅有一个人时,应针对不同情况确定打电话呼救和现场心肺复苏的先后顺序。如果是成人患者无反应,分析原因可能是突发心脏猝死,需尽快使用自动除颤仪,应首先通知 EMS 系统,目的是让急救人员带来 AED。对无反应婴儿或儿童,可能是缺氧性(窒息性)猝死,如溺水,应该先进行 5 个循环 CPR 后再求救。

(四)检查脉搏(5～10s)

判断脉搏,触摸同侧颈动脉有无搏动。在5～10s钟完成。操作者报数"1001～1010"计时。同时继续观察患者有无胸廓起伏等呼吸征象。操作者口述"患者无呼吸、无脉搏"。触摸同侧颈动脉有无搏动,同时报数"1001～1010",在5～10s内完成。如图6－12、6－13。

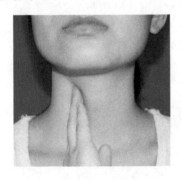 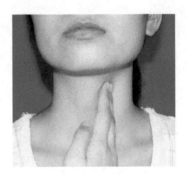

图6－12　检查右侧脉搏　　　　图6－13　检查左侧脉搏

(五)胸外按压

要领:有力、连续、快速。

1.按压部位:正确的按压位置为胸骨中、下1/3交界处的正中线上或剑突上2.5～5cm处,男性可选择双乳头连线中点。救助者可先将一只手的食指、中指放在肋缘下,沿肋骨缘向上滑到胸骨底部(剑突处),把另一只手掌根靠在手指上(胸骨下半部),第二只手重叠在第一只手上十指交叉相扣,按压手,手指展开,手心翘起,仅手根部接触按压部位。

2.按压姿势:抢救者在地上采用跪姿,双膝平病人肩部;床旁应站立于踏脚板上,双膝平病人躯干;双臂绷直并与胸部垂直,以髋关节为支点,腰部挺直,用上半身重量往下压,以达到杠杆原理效应。

3.按压深度:成人患者至少 5cm,以能触到颈动脉或股动脉搏动为有效标准。

4.按压频率:按压频率为至少每分钟 100 次,18 秒钟内完成 30 次按压,按压与放松的时间各占 50%,可以通过数数掌握节奏。

5.按压方式:双肩在双手正上方,借用上半身的重量垂直向下用力按压,不要左右摆动;按压暂停时手掌根部不要离开胸骨定位点,但应尽量放松,务使胸部弹回原位。

6.按压呼吸比:按压与呼吸的比例为 30:2,即进行 30 次胸外心脏按压后连续进行 2 次人工呼吸,连续 5 个轮回为一组。如图 6-14、6-15、6-16。

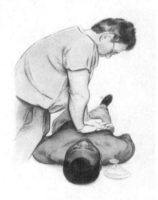 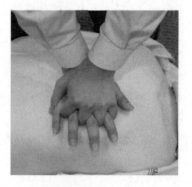

图 6-14　正确的按压　　　　图 6-15　正确的按压

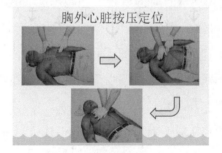

图 6-16　按压定位

将一掌根接触胸部中央,另一手置于其上。双手手指互相紧扣,按压胸部。频率为1分钟100～120次(通过双音节报数,"01,02…30"),深度为5～6 cm。平均按压及放松,每两分钟交换施救员,边按压边观察患者面部。如图6—17。

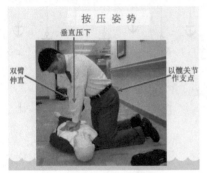
图6—17　按压姿势

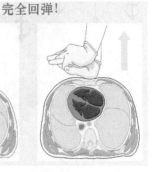
图6—18　应完全回弹

常见的错误:手指紧压胸壁,易致肋骨骨折;按压部位不正确,易致剑突压断、肝脾破裂;冲击式按压易骨折且效果差;放松时掌根离开胸骨;按压和放松比例不合适;按压速度不由自主加快或减慢;手掌不是重叠而是交叉;施救者用力不垂直,肘部弯曲。如图6—18。

(六)打开气道

救助者跪于患者一侧,用一只手掌边缘压前额,另一手的食指和中指向前抬高下颌,两手合力将头部后仰,使下颌、耳廓的连线与地面垂直,充分有效地开发气道。如果头颈部有外伤患者,可采用不伴头颈后仰的托颌法开放气道,抢救者跪于患者头侧,双手置于头部两侧握紧下颌角,双肘支撑在患者平躺平面,用力向上托下颌并用拇指分开口唇以开放气道。如图6—19。

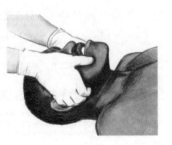
图6—19　打开气道

(七)人工呼吸

口－口,人工呼吸。如图6－20。

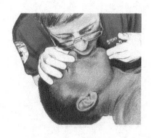 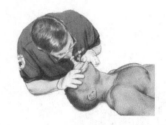

图6－20　口－口人工呼吸　　　　　图6－21　口－面罩人工呼吸

其中,口－面罩呼吸如图6－21,捏鼻或使用面罩,正常呼吸,嘴唇覆盖患者口腔,吹气至胸腔起伏,每次吹气1秒,待胸腔回落后再次吹气,重复上述方法。

有效的人工呼吸应注意。保证气道开放;每次呼吸持续1秒以上;保证足够潮气量使胸廓产生起伏,常规500～600ml;避免过度通气;实施团队CPR时,不要尝试通气和胸部按压同步,不要为了通气而中断胸部按压;建立高级气道前,通气时间控制在10秒内。

(八)按压与呼吸比例 = 30∶2

判断心肺复苏有效的指标:

1.颈动脉搏动:复苏有效时,每一次心脏按压可以摸到一次搏动,可测到血压大于60/40mmHg,若停止按压后脉搏仍然跳动,则说明病人心跳已恢复。

2.面色(口唇):复苏有效时,可见面色由紫绀转为红润。

3.意识:复苏有效时,可见病人有眼球活动,睫脊反射存在,甚至手脚开始活动。

4.瞳孔:复苏有效时,可见瞳孔由大变小,对光反射存在,如瞳孔由小变大、固定,则说明复苏无效。

5.出现自主呼吸:并不意味停止辅助呼吸,如自主呼吸微弱,继续辅助呼吸。

当然,如遇以下情况,现场抢救人员需停止心肺复苏。

1.现场危险威胁人员安全迫在眼前。

2.呼吸和循环已有效恢复。

3.医生已接手并开始急救,或有其他人员接替急救。

4.医师已判断病人死亡,通常心肺复苏持续 30 分钟以上,病人无好转迹象,医师考虑病人死亡时,可终止抢救。如触电后复苏患者可适当延长复苏时间。

5.有条件时应确定脑死亡后再终止心肺复苏。

人事不省、但有呼吸的患者,可保持气道畅通及方便呕吐物流出。可采取图 6-22 所示的复苏体位。

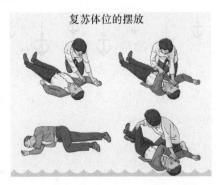

图 6-22 复苏体位的摆放

附录

全国潜水活动管理规定

第一章 总则

第一条 为加强对全国潜水活动的管理,保障潜水爱好者在水下活动的安全,促进我国潜水活动健康有序的发展,根据《中华人民共和国体育法》等有关法律规则,制定本规定。

第二条 本办法所称潜水活动是指以营利或非营利的方式进行以潜水竞赛、旅游、培训、健身、探险、救援、表演、娱乐、环境保护等项目为主要内容的活动。

第三条 潜水救援是指预防及有效处理水中发生的问题,以减少潜水事故发生的行为。

第四条 本规定适用于在中国境内从事潜水活动的组织和个人。

第五条 国家体育总局水上运动管理中心主管全国潜水活动,中国潜水运动协会(以下简称中国潜协)具体组织实施管理。省、市潜水运动协会在当地人民政府体育行政部门指导下,负责管理本地区的潜水活动。

第二章 从事活动的人员

第六条 在中国境内从事潜水活动的人员必须持有中国潜协签发的潜水执照。

第七条 从事潜水活动的人员包括:潜水员和潜水教练员。

第八条 潜水员依能力、资历、职责分为四个等级：

一星级潜水员：须年满 16 周岁，在封闭水域中有能力安全正确使用各种相关潜水器械，可在高等级潜水员的陪同下潜水。禁止带领无证人员进行水肺潜水或浮潜活动。

二星级潜水员：须年满 17 周岁，有开放水域潜水的经验，可在相同或高等级潜水员的陪同下潜水。禁止带领无证人员进行水肺潜水或浮潜活动。

三星级潜水员：须年满 18 周岁，经过充分训练，具有较系统的理论知识，可在任何等级开放水域带领持证潜水员潜水。禁止带领无证人员进行水肺潜水或浮潜活动。

四星级潜水员：须年满 19 周岁，具有更高技术水平和理论知识的、有能力指导星级潜水员，每次允许带领 1 名无证人员进行水肺潜水。禁止带领无证人员进行浮潜活动。

第九条 四星级潜水员和所有等级教练员的培训，必须向中国潜协提出书面申请，培训结束后，必须由中国潜协指派的技术人员进行考核。

第十条 申请各级潜水员必须具备以下条件：

（一）一星级潜水员

1. 年满 16 周岁；

2. 持有县级以上医院的体检合格证明；

3. 持有中国潜协下发的《学员训练记录》和《证书申请表》，表上必须有执行教练员的签字。

（二）二星级潜水员

1. 年满 17 周岁；

2. 持有中国潜协下发的《学员训练记录》和《证书申请表》，表上必须有执行教练员的签字；

3. 持有一星级潜水员证书。

（三）三星级潜水员

1. 年满 18 周岁；

2. 持有中国潜协下发的《学员训练记录》和《证书申请表》，表上必须有执行教练员的签字；

3. 持有二星级潜水员证书。

（四）四星级潜水员

1. 年满 19 周岁；

2. 持有中国潜协下发的《学员训练记录》和《证书申请表》，表上必须有执行教练员的签字；

3. 持有三星级潜水员证书；

4. 持有潜水救援证书。

第十一条 潜水教练员依能力、资历和职责分为四个等级：

一星级教练员：须年满 20 周岁，具备潜水工具使用知识，具备实际指导三星一级潜水员的能力，有能力教授所有课程，但不能签发证书。可从事潜水导游工作。持证 12 个月以内的潜水教练每次允许带领 1 名无证人员进行水肺潜水，且深度不得超过 5 米。

二星级教练员：须年满 21 周岁，具备在教室、水池开放水域培训一组潜水员的能力和经验，可在训练一星一级教练员时做辅导工作，可签发二星一级以下等级潜水员证书。可从事潜水导游工作。每次只能带领 1 名无证人员进行水肺潜水，且深度不得超过 5 米。

三星级教练员：须年满 22 周岁，具备训练所有等级的潜水员的能力，能指导潜水学校、中心的训练，并能承担特殊训练课程及事件的责任，可签发所有潜水员等级证书。可从事潜水导游工作，每次只能带领 1 名无证人员进行水肺潜水，且深度不得超过 5 米。

四星级教练员：四星级潜水教练为中国潜协荣誉教练，须持有三星级潜水教练证书 15 年以上,全勤指导过二星级、三星级潜水教练员课程各 1 次以上,对潜水理论有进一步的了解与研究,并对中国的潜水运动做出过特别的贡献。

四星级潜水教练为中国潜协荣誉教练,由中国潜协评定。

第十二条 申请各级潜水教练员应具备的条件:

(一)一星教练员

1. 年满 20 周岁;

2. 持有中国潜协下发的《学员训练记录》和《证书申请表》,表上必须有执行教练员的签字;

3. 持有四星级潜水员证书;

4. 持有潜水救援证书。

(二)二星教练员

1. 年满 21 周岁;

2. 持有中国潜协下发的《学员训练记录》和《证书申请表》,表上必须有执行教练员的签字;

3. 持有有效期内的一星级潜水教练员证书;

4. 持有潜水救援证书。

(三)三星教练员

1. 年满 22 周岁;

2. 持有中国潜协下发的《学员训练记录》和《证书申请表》,表上必须有执行教练员的签字;

3. 持有二星级潜水教练员证书:

4. 持有潜水救援证书。

(四)四星教练员

1. 年满 36 周岁;

2. 持有三星级潜水教练员证书 15 年以上;

3.持有潜水救援证书;

4.全面了解潜水的知识与技术;

5.持有全勤指导过三星级潜水教练员课程的证明。

第十三条 从事潜水导游工作及潜水教学的人员必须持有中国潜协签发的潜水救援证书。

第十四条 申请潜水救援证书必须具备以下条件:

(一)满 16 周岁;

(二)持有县级以上医院一年内体检合格证明;

(三)持有二星级潜水员证书或一星级以上潜水教练员证书;

(四)持有完成规定课程的证明;

(五)潜水救援课程必须由中国潜协指派人员或认可机构的人员担任教学。

第十五条 所有等级潜水员、潜水教练员均不得单独潜水。

第十六条 从事潜水导游的人员必须每年参加一次中国潜协组织的考核,当地体育行政部门协助组织和管理。

第三章 潜水活动

第十七条 在中国境内举办潜水竞赛、表演等活动的审批程序:

(一) 举办全国性和国际性的各类潜水竞赛、宣传、表演等活动,必须经中国潜协审核后报国家体育总局审批,并由中国潜协主办;

(二) 举办地方性的各类潜水竞赛、表演等活动,必须经县以上体育行政部门审批,报中国潜协备案,并由中国潜协派出督察员。

第十八条 举办潜水竞赛活动,主办者必须是体育行政部门、体育总会、潜水运动协会和与潜水活动相关的组织等。

第十九条 未经中国潜协批准,任何国际潜水组织不得在中国境内开展潜水活动,签发执照等。

第四章 俱乐部、公司、中心、学校

第二十条 组织开展潜水活动可以成立俱乐部、公司、中心、学校。必须具备下列条件：

（一）俱乐部负责人签署的开办申请；

（二）俱乐部章程和领导成员名单；

（三）俱乐部的名称及所在地址；

（四）具有开展潜水活动的场地证明；

（五）教练员的资质证明；

（六）培训性质的俱乐部须有 10 套以上符合国际标准的潜水器材，开展潜水旅游的俱乐部须有 20 套以上符合国际标准的潜水器材；

（七）至少 1 名以上中国潜协会认可的二星级潜水教练员；

（八）中国区以外的潜水组织或个人开办培训性质的潜水俱乐部、公司、中心、学校等，必须与中方单位合资，中方至少控股 51％；

（九）中国潜协要求的其他条件。

第二十一条 具备第十九条所有条件的任何单位或个人可以向当地潜协申请成立潜水俱乐部，由当地潜协报中国潜协批准。尚未成立潜协的地区可以直接向中国潜协申请批准，报当地体育总会备案。

第二十二条 受理部门应当在接受申请 15 日内完成审核，报中国潜协审批。对符合各项条件者，由国家体育总局授权县以上体育行政管理部门颁发由中国潜协统一印制的《潜水活动许可证》。申请者可凭《潜水活动许可证》向当地民政或工商行政管理部门申领有关证件和营业执照。

第五章 潜水器材

第二十三条 任何潜水组织不得将潜水器材租借给无潜水证者进行潜水，不准带无证人员进行船潜。

第二十四条 进行休闲、运动潜水器材研制、生产与销售,必须符合国家相关标准规定。

第二十五条 国内代理销售、使用进口休闲潜水器材,必须报中国潜协进行型号认可、鉴定。

第二十六条 潜水器材的检修规定:

(一)气瓶每年必须目视检测一次;每 3 年必须经水压测试一次;开展潜水游泳的单位必须每年经水压测试一次;合格气瓶必须加盖检测部门钢戳或中国潜协的标签;无检测标志的气瓶必须停止使用,检测不合格的气瓶必须强制报废。

(二)空气压缩机必须一年检修一次,开展潜水旅游的单位必须每六个月检修一次。空气压缩机每充气 50 个气瓶必须更换碳棒,气体成分必须达到国家标准。

(三)提供给潜水者的潜水衣、潜靴在使用前必须保持干爽,破损率达 20% 必须停止使用。

(四)呼吸调节器,浮力调节器(BCD)必须定期检修、保养,有故障的必须停止使用。

(五)呼吸器、呼吸管咬嘴每使用一次必须消毒或更换。

第二十七条 对潜水器材的检修,必须由专业检修人员进行。检修人员必须持证上岗,证书为中国潜协签发或由中国潜协认可的国际检测、维修证书。

第六章 罚则

第二十八条 未经批准擅自开展潜水活动,当地体育行政部门责令停止。

第二十九条 在场地、器材、安全、从业人员等方面不符合潜水经营活动标准的组织或个人,当地体育行政部门和中国潜协责令其限期改正。逾期不改者,没收其《潜水活动许可证》,吊销潜水执照及建议取消其潜水经营活动资格。

第三十条 利用潜水经营活动从事违反治安管理有关规定活动的,由公安机关依照治安管理处罚条例给予处理。

第七章 附则

第三十一条 各地可根据本规定和实际情况,制定相应的潜水经营活动管理规定。

第三十一条 在本规定发布前开办的俱乐部,凡不符合本规定的,应当按本规定补办审批手续。

第三十二条 本规定自发布之日起施行。

中国潜水运动协会章程

第一章 总则

第一条 本会定名为中国潜水运动协会,英文名称是:Chinese Underwater Association,缩写为CUA。

第二条 本会是具有独立法人资格的全国性群众体育社会团体,由各省、市部门、潜水俱乐部公司、爱好潜水活动的教练员、裁判员、运动员自愿结成,是中华全国体育总会的团体会员,是中国潜水运动的最高群众组织,是代表中国参加国际潜水组织的唯一合法组织。本会为非营利性社会组织。

第三条 中国潜水运动协会的宗旨是团结全国体育工作者和潜水运动爱好者,为推动该项运动的发展积极工作,指导普及潜水运动,不断提高运动技术水平,攀登世界体育高峰,为国争光;扩大对外交往,增进该项目与国际组织及各国和地区协会的友好联系与合作,促进社会主义精神文明建设;遵守宪法、法律、法规和国家政策,遵守社会道德风尚。

第四条 本会接受国家体育总局和民政部有关部门的业务指导和监督管理;执行国际潜水联合会的章程。

第五条 本会会址设在北京。

第二章 业务范围

第六条 潜水运动包括:蹼泳、水中定向、水下狩猎、水下曲棍球、水下橄榄球、水下摄影、水下探险、水下旅游、水下寻物、水下科研等。

本会的业务范围是:

(一)根据国家的体育方针、政策和有关法规统一组织、协调全国潜水运动

的开展,推动群众性普及活动的开展和提高运动技术水平;

(二) 研究制定潜水运动的发展规划、管理法规和训练竞赛制度以及全国竞赛计划、规则和规程,并报体育行政主管部门批准后实施;

(三) 在社会中广泛宣传和推动群众性潜水运动的开展,大力促进潜水运动的社会化;

(四) 培训潜水运动员、教练员和裁判员并颁发国际潜联和本会资格证书,制定潜水爱好者、运动员、教练员和裁判员的等级制度;

(五) 主办全国性和国际性竞赛、表演、展览、评比等活动;

(六) 总结、推广先进经验和技术,研究改进潜水器材;

(七) 选拔、组织国家代表队,参加国际比赛和与各国或地区协会进行友好交往;

(八) 参加国际潜水组织的有关活动,开展国际交往和技术交流。

第三章 会员

第七条 本会设团体会员和个人会员。

第八条 申请加入本会的会员,必须具备下列条件:

(一) 愿为潜水运动的开展与普及做出贡献,拥护本章程;

(二) 自愿加入本会;

(三) 热爱潜水运动;

(四) 对为本会做出重大贡献和为本会提供一定经费与物质赞助的单位和个人,本会将授予荣誉会员称号。

(五) 在华居住,喜爱潜水运动的外籍公民。

第九条 会员入会的程序是:

(一) 提交书面入会申请书;

(二) 经本会执委会审核通过;

（三）由本会常委会或由常委会授予的秘书处颁发会员证。

第十条 会员享有下列权利：

一、个人会员的权利：

（一）有选举权、被选举权和表决权；

（二）有参加本会举办的各种活动的权利；

（三）有权获得本会服务的优先权；

（四）有对本会工作提出批评、建议和监督的权利；

（五）有申请自由入会和退会的权利。

二、团体会员的权利：

（一）有对本会提出批评、建议和监督的权利；

（二）有参加本会举办的各种活动的权利；

（三）有获得本会服务的优先权；

（四）经本会授权，可承办全国和国际比赛及各种活动；

（五）有申请退会的权利。

第十一条 会员履行下列义务：

一、个人会员义务：

（一）执行本会的章程和决议；

（二）维护本会合法权益；

（三）积极参加本会的各项活动；

（四）承担本会委托的各项工作任务，为本项目发展做出积极的贡献；

（五）向本会反映情况，提供有关资料；

（六）按规定交纳会费。

二、团体会员义务：

（一）执行本会的章程和决议；

（二）维护本会合法权益；

（三）积极参加、支持本会的各项活动；

（四）承担本会委托的各项工作任务，为本项目发展做出积极的贡献；

（五）向本会反映情况，提供有关资料；

（六）按规定交纳会费。

第十二条 对积极参加本会组织的有关活动，取得优异成绩或做出贡献的会员给予适当奖励。

第十三条 会员退会应书面通知本会，并交回会员证。

会员如果一年不交纳会费或不参加本会活动的，视为自动退会。

第十四条 凡出现下列情况之一的会员，经执委会表决通过，予以除名：

（一）严重违反本章程及中国潜水运动协会的有关规定；

（二）在社会上造成严重的不良影响或给中国潜水运动协会造成重大的经济损失。

第四章 组织机构和负责人产生、罢免

第十五条 本会的最高权力机构是会员代表大会。会员代表大会的职权是：

（一）制定和修改章程；

（二）选举和罢免常委委员；

（三）听取和审议本会的工作报告；

（四）听取经费使用情况报告；

（五）决定终止事宜；

（六）审定本会的发展规划，确定工作方针；

（七）决定其他重大事宜。

第十六条 会员代表大会须有 2/3 以上的会员（或会员代表）出席方能召开，其决议须经到会会员（或会员代表）2/3 以上表决通过方能生效。

第十七条 会员代表大会每届 4 年。因特殊情况需提前或延期换届的，须由

常委会表决通过,报国家体育总局审查并经社团登记管理机关批准同意。但延期换届最长不超过1年。

第十八条 会员代表大会闭会期间由常委会行使会员代表大会的权力。常委会由主席、副主席、司库、秘书长组成,任期4年。

第十九条 常委会的职权是:

(一)执行会员代表大会的决议;

(二)选举和罢免主席、副主席、司库、秘书长;

(三)筹备召开会员代表大会;

(四)向会员代表大会报告工作和财务状况;

(五)决定会员的吸收或除名;

(六)决定设立下属委员会、分支机构、代表机构和实体机构;

(七)决定副秘书长和各下属委员会、分支机构负责人的聘任;

(八)领导本会各下属机构开展工作;

(九)制定内部管理制度;

(十)决定其他重大事项。

第二十条 常委会须有2/3以上常委出席方能召开,其决议须经到会常委2/3以上表决通过方能生效。

第二十一条 常委会每年至少召开一次会议;情况特殊也可采用通信形式召开。

第二十二条 本会的主席、副主席、司库、秘书长必须具备下列条件:

(一)坚持党的路线、方针、政策,政治素质好;

(二)在本会业务领域内有较大影响;

(三)主席、副主席、司库、秘书长最高任职年龄不超过70周岁,秘书长为专职;

(四)身体健康,能坚持正常工作;

（五）未受过剥夺政治权利和刑事处罚的；

（六）具有完全民事行为能力。

第二十三条 本会主席、副主席、司库、秘书长如超过最高任职年龄的，须经常委会表决通过，报业务主管单位审查并经社团登记管理机关批准同意后，方可任职。

第二十四条 本会主席、副主席、司库、秘书长任期 4 年。（主席、副主席、司库、秘书长任期不得超过两届）因特殊情况需延长任期的，须经常委会 2/3 以上会员（或会员代表）表决通过，报业务主管单位审查并经社团登记管理机关批准同意后方可任职。

第二十五条 本会秘书长为本会法定代表人。本会法定代表人不兼任其他团体的法定代表人。

第二十六条 本会主席行使下列职权：

（一）召集和主持常委会；

（二）检查会员代表大会、常委会决议的落实情况；

（三）代表本会签署有关重要文件。

第二十七条 本会秘书长行使下列职权：

（一）主持办事机构开展日常工作，组织实施年度工作计划；

（二）协调各分支机构开展工作；

（三）提名副秘书长以及各办事机构、分支机构、代表机构、实体机构主要负责人，交常委会决定；

（四）决定办事机构、分支机构、代表机构、实体机构专职工作人员的聘用；

（五）处理其他日常事务。

第二十八条 办事机构和分支机构

（一）秘书处

负责处理本会日常工作，对外联络、国际交往的组织工作。

（二）技术委员会

组织教练员业务学习、技术交流、培训、考核，为国家队的组建、训练、管理提供建议指导。

（三）运动委员会

1.组织培训、考核裁判人员。

2.负责各项比赛的组织及裁判工作。

3.负责收集整理国际规则的变化情况，及时上报协会和秘书处。

4.负责竞赛规程的制定与修改工作。

（四）器材委员会

1.加强与国际潜联有关部门的联系，掌握国际潜水运动器材生产、变化等有关信息。

2.进行项目所需器材研制、改进工作。

3.研究开发适合我国国情、易于普及的本项目运动器材和健身器材。

（五）救生委员会

1.负责潜水救生项目的比赛、表演、培训、旅游及其他有关活动的组织领导、管理。

2.负责制定本项目的有关规定和比赛规则。

（六）科学委员会

1.负责潜水项目的洞穴、考古、生物、地质及其他有关活动的组织领导、管理。

2.负责制定本项目的有关规定和比赛规则。

第五章 资产管理、使用原则

第二十九条 本会经费来源：

（一）会费；

（二）捐赠；

（三）政府资助；

（四）在核准的业务范围内开展活动或服务的收入；

（五）利息；

（六）其他合法收入。

第三十条 本会按照国家有关规定收取会员会费。

第三十一条 本会经费必须用于本章程规定的业务范围和事业的发展，不得在会员中分配。

第三十二条 本会建立严格的财务管理制度，保证会计资料合法、真实、准确、完整。

第三十三条 本会配备具有专业资格的会计人员。会计不得兼任出纳。会计人员必须进行会计核算，实行会计监督。会计调动工作或离职时，必须与接管人员办清交接手续。

第三十四条 本会的资产管理必须执行国家规定的财务管理制度，接受会员代表大会和财政部门的监督。资产来源属于国家拨款或者社会捐赠、资助的，必须接受审计机关的监督，并将有关情况以适当方式向社会公布。

第三十五条 本会换届或更换法定代表人之前必须接受社团登记管理机关和业务主管单位组织的财务审计。

第三十六条 本会的资产，任何单位、个人不得侵占、私分和挪用。

第三十七条 本会专职工作人员的工资和保险、福利待遇，参照国家对事业单位的有关规定执行。

第六章 章程的修改程序

第三十八条 对本会团体章程的修改须经常委会表决通过后报会员代表大会审议。

第三十九条 本会修改的章程,须在全国委员会通过后 15 日内,经业务主管单位审查同意,并报社团登记管理机关核准后生效。

第七章 终止程序及终止后的财产处理

第四十条 本会完成宗旨或自行解散或由于分立、合并等原因需要注销的,由常委会提出终止动议。

第四十一条 本会终止动议须经会员代表大会表决通过,并报业务主管单位审查同意。

第四十二条 本会终止前,须在业务主管单位及有关机关指导下成立清算组织,清理债权债务,处理善后事宜。清算期间,不开展清算以外的活动。

第四十三条 本团体经社团登记管理机关办理注销登记手续后即为终止。

第四十四条 本会终止后的剩余财产,在业务主管单位和社团登记管理机关的监督下,按照国家有关规定,用于发展与本会宗旨相关的事业。

第八章 附则

第四十五条 本会的会旗、会徽在国家商标局注册,由本会统一颁发。未经许可,任何单位和个人不得复制或用于各种商业性活动。

第四十六条 中国潜水运动协会专门委员会根据本章程,制定各自的工作细则,并报请常委会批准。

第四十七条 本章程经 1995 年 3 月 18 日会员代表大会表决通过。

第四十八条 本章程的解释权属中国潜水运动协会会员代表大会常委会。

第四十九条 本章程自社团登记管理机关核准之日起生效。

应急救援与公共安全潜水员与教练员培训要求

1.范围

由中国潜水打捞行业协会(CDSA)制定的《应急救援与公共安全潜水员与教练培训要求》规定了获得应急救援与公共安全潜水员各级别证书所需要的培训和装具的各项要求。中国潜水打捞行业协会非工程潜水技术专业委员会负责组织和管理培训相关的各项事宜。

2.规范性引用文件

下列文件中的条款通过本标准的引用而成为本标准的条款。凡是不注日期的引用文件,其最新版本适用于本标准。

GB 20827－2007 职业潜水员体格检查要求

GB/T 9251 气瓶水压试验方法

GB 18435 潜水呼吸气体及检测方法

GB 18985 潜水员供气量

GB 26123 空气潜水安全要求

3.术语、定义和缩略语

3.1 术语和定义

标准中使用的各项术语和定义符合国际标准,并可以与各潜水培训组织通用。标准中的关键术语和特定称谓同时标明英文专用词。

3.1.1 呼吸气体（Breathing Gas）

潜水员使用的呼吸气体为压缩空气,应符合 GB 18435 的要求。进行高氧气体潜水时,氧气含量不应高于 40%。

3.1.2 斯库巴装具(SCUBA Equipment)

是指自携式水下呼吸器系统。包括气瓶、调节器和浮力控制装置。

3.1.3 深潜潜水(Deep Dive)

在 18m 至 30m 的深度区间进行的潜水。经过深潜专长培训的潜水员最大潜水深度应为 40m。

3.1.4 高海拔潜水（High Altitude Dive）

在海拔 300m 以上的水域中进行的潜水。

3.1.5 潜水记录(Logged Dive)

潜水员应在每次开放水域潜水结束后,将该次潜水的相关信息(日期、地点、潜水时间和深度等)进行记录。在潜水中心、训练单位或教练签字或盖章后才可以被认定为一次符合要求的潜水。

3.1.6 平静水域(Confined Water)

平静水域是指泳池,或者是在封闭性、平静度、深度、能见度与泳池相当的自然水域。

3.1.7 开放水域(Open Water)

开放水域是指海洋、湖泊、水库、江河,或者是明显比标准游泳池水体大的,且与自然水域条件接近的水体。

3.1.8 应急救援与公共安全潜水(Emergency Rescue and Public Safety Diving)应急救援与公共安全潜水是由消防救援、执法、救捞等政府部门和救援机构执行的水下搜索、救援、调查、取证和轻型打捞等任务的作业类潜水。

3.1.8 应急救援与公共安全潜水员（Emergency Rescue and Public Safety Diver)应急救援与公共安全潜水员是经过培训,能够执行搜救等相关水下任务的潜水员。以下简称"潜水员"。

3.2 缩略语

下列缩略语适用于本标准。

SCUBA——自携式水下呼吸装具(Self－Contained Underwater Breathing Apparatus)

BC——浮力控制装置(Buoyancy Compensator)

SPG——潜水压力表(Submersible Pressure Gauge)

SMB——水面信号浮标(Surface Marker Buoy)

4.一般课程标准

4.1 定义

一般课程标准适用于所有潜水员级别的课程。

4.2 学员装具配备要求

4.2.1 面镜、脚蹼及呼吸管

4.2.2 适合训练环境的潜水服

4.2.3 高压气瓶(应符合 GB/T 9251 的检测要求)

4.2.4 调节器:一个一级调节器(First stage)和两个二级调节器(Second stage)(供气量应符合 GB 18985 的要求)

4.2.5 带有低压充气阀的浮力控制装置(BC)

4.2.6 潜水压力表(应符合 GB 26123 的要求)

4.2.7 潜水深度表(应符合 GB 26123 的要求)

4.2.8 配重

4.2.9 水面紧急信号器(哨子、蜂鸣器或镜子等)

4.2.10 切割工具

4.2.11 水面信号浮标(SMB)

4.2.12 指北针

4.3 教练装具配备要求

4.3.1 面镜、脚蹼及呼吸管

4.3.2 适合训练环境的潜水服

4.3.3 高压气瓶(应符合 GB/T 9251 的检测要求)

4.3.4 调节器:一个一级调节器和两个二级调节器(供气量应符合 GB 18985 的要求)

4.3.5 有低压充气阀的浮力控制装置(BC)

4.3.6 潜水压力表(应符合 GB 26123 的要求)

4.3.7 潜水深度表(应符合 GB 26123 的要求)

4.3.8 配重

4.3.9 水面紧急信号器(哨子、蜂鸣器或镜子等)

4.3.10 潜水电脑表

4.3.11 水面信号浮标(SMB)

4.3.12 潜水记录板

4.3.13 指北针

4.3.14 切割工具

4.3.15 潜水灯具

4.4 平静水域训练

平静水域基本要求如下:

4.4.1 水面平静

4.4.2 能见度不应低于 2m

4.4.3 浅水区学员站立肩部能露出水面

4.4.4 有能适当展示技巧的深水区

4.4.5 应该单独在平静水域进行潜水,不可与开放水域练习交叉进行

4.4.6 应该在白天或与白天相似的条件下进行

4.5 开放水域训练

开放水域潜水培训应考虑以下因素：

4.5.1 气象条件

4.5.2 水的能见度

4.5.3 气温、水温和水流

4.5.4 水下结构和水中生物

4.5.5 和潜水条件相适应的装具

4.5.6 五级至三级潜水员培训的最小潜水深度为 5m

4.5.7 最大潜水深度不应超过课程规定的深度

4.5.8 不应进行需要在水中进行减压停留的潜水

4.5.9 不应独自在开放水域进行潜水

4.5.10 开放水域的训练潜水应在白天进行(夜潜专长课程除外)

4.5.11 一天内最多可以进行 3 次开放水域潜水(包括训练和非训练潜水)

4.5.12 不应在任何无法直接上升到水面的水域潜水(沉船潜水等个别专长课程除外)

4.5.13 教练应始终跟所有学员一起下潜、进行训练和上升回水面

4.5.14 五级至三级潜水员培训，每次潜水时间不应低于 20 分钟，或呼吸不少于 1400L 的压缩空气

4.5.15 仅在有恰当水面支持(潜水船、救援装具、通信装具、安全督导)的情况下进行潜水

4.5.16 教练在进行开放水域潜水训练时不应携带和使用任何照相或录像设备

4.6 游泳技能考核

4.6.1 五级和四级潜水员游泳技能考核

4.6.1.1 在不使用面镜、呼吸管或其他游泳装具的情况下，使用任何一种泳

姿完成 200m 不停歇的游泳。

4.6.1.2 使用面镜、脚蹼及呼吸管完成 400m 不停歇的游泳，其间不能使用手臂划水。

4.6.1.3 水面踩水 10 分钟。

4.6.2 三级及以上级别潜水员游泳技能考核

4.6.2.1 使用面镜、脚蹼及呼吸管完成 800m 不停歇的游泳，其间不能使用手臂划水，时间不超过 17 分钟。

4.6.2.2 在 15 分钟内使用任何一种泳姿完成 500m 不停歇的游泳（仅允许穿戴正常泳装、泳帽、泳镜）。

4.6.2.3 水下连续潜游 30m。

4.6.2.4 从深度不超过 6m 的水底拖带一名无反应潜水员上升至水面，并进行全套装具水面拖带疲惫潜水员 100m，水面拖带时间不超过 4 分钟。

4.6.2.5 在无任何助具情况下进行 15 分钟救生漂浮（如使用潜服，需佩戴相应配重抵消浮力），最后两分钟双手应高举出水面。

4.6.3 游泳技能考核

游泳技能考核结果分为合格和不合格。在指定时间内按照要求完成考试科目的为合格。

4.7 理论考核

理论考核满分为 100 分，分为合格和不合格。五级至一级潜水员考试 80 分（含）以上为合格；潜水指挥考试 90 分（含）以上为合格。

4.8 补考

4.8.1 任一项考核成绩不合格者可以在教练辅导后进行一次补考。

4.8.2 补考不合格者，允许三个月后再申请补考一次。经过两次补考仍不合格者，需重新培训和进行考核。

4.9 授课资质

4.9.1 潜水指挥课程应由教练长及以上级别教练进行授课及培训。

4.9.2 其他各级潜水员课程应由教练及以上级别教练进行授课及培训。

4.9.3 学员和教练的比例。

4.9.3.1 理论课程不限人数,应确保每一个学员充分理解和掌握所学课程的知识。

4.9.3.2 平静水域每名教练一次最多可带 8 名学员。

4.9.3.3 开放水域每名教练一次最多可带 6 名潜水指挥学员;其他级别最多可带 8 名学员。教练需根据训练情况判断是否需要减少学员人数,或增加助理教练或教练进行协助。

4.10 学籍管理

4.10.1 年龄

学员在报名潜水员课程时应年满 18 周岁。

4.10.2《健康声明书》

学员在进行培训之前应填写《健康声明书》,如果确认曾得过或目前正有《健康声明书》中所列疾病,学员应提供由医生出具适合进行潜水活动的证明方可参加课程。

4.10.3《免责声明书》

学员在进行培训之前应填写《免责声明书》,对于在教练进行符合规范的培训过程中出现的意外情况,免除教练和培训组织的相关法律责任。该声明书的内容应符合相关法律和法规要求。

4.10.4《培训评估表》

学员在每一级别的培训结束之后,应填写《培训评估表》并直接提交给中国潜水打捞行业协会非工程潜水技术专业委员会(以下简称"非工程潜水技术专业委员会")。

4.10.5 意外事故报告

如果学员在培训过程中发生事故,教练和当事人应向非工程潜水技术专业委员会提交意外事故报告书并应提供潜水电脑表里的相关数据。

4.10.6 训练记录

潜水员培训档案应至少保存 7 年。

5.五级潜水员课程

5.1 课程目标

在完成本课程之后,持证潜水员可以:

5.1.1 掌握自携式潜水的基础理论知识和潜水技能。

5.1.2 没有教练的直接督导下,在与训练条件相似的环境中进行不超过 18m 的潜水。

5.1.3 报名参加四级潜水员课程和部分专长课程。

5.2 课程要求

5.2.1 标准课程时间为 7 天,可根据教学情况延长。

5.2.2 学员应首先成功完成潜水员水性测试。

5.2.3 理论课程的总训练时数不低于 16 小时。

5.2.4 平静水域的总训练时数不低于 16 小时。

5.2.5 开放水域的总训练时数不低于 24 小时。

5.2.6 学员应完成 6 次开放水域潜水训练。

5.2.7 训练潜水最大水深不超过 18m。

5.2.8 课程教学应按照上述顺序执行。

5.3 所需装具

一般课程标准中所规定的学员装具。

5.4 课程内容

5.4.1 应急救援与公共安全潜水发展介绍

5.4.2 水中环境

5.4.2.1 能见度与水质

5.4.2.2 光线和视野

5.4.2.3 声音

5.4.2.4 水温与热量损失

5.4.2.5 潮汐波浪和海流

5.4.2.6 离岸流

5.4.3 水下风险评估

5.4.4 潜水物理学和生理学

5.4.4.1 浮力

5.4.4.2 压力

5.4.4.3 气体定律

5.4.4.4 空腔及平衡技巧

5.4.4.5 在高压状态下的呼吸

5.4.4.5.1 减压病

5.4.4.5.2 氮醉

5.4.4.5.3 氧中毒

5.4.4.5.4 一氧化碳中毒

5.4.4.5.5 混合气体

5.4.4.5.6 过度换气、浅水区昏迷

5.4.5 潜水装具

5.4.5.1 面镜、脚蹼及呼吸管

5.4.5.2 湿式防寒衣

5.4.7.2 自然导航

5.5 结业要求

完成本课程教学后,学员可以顺利完成下列内容:

5.5.1 操作技能达到合格标准。

5.5.1.1 岸上斯库巴装具的组装、分解、问题排除和基本清洗保养

5.5.1.2 潜水前正确检查自己和潜伴装具(平静及开放水域)并进行可能的纠错

5.5.1.3 以符合当前环境的恰当方式出水入水(平静及开放水域)

5.5.1.3.1 坐式入水法

5.5.1.3.2 跨步式入水法

5.5.1.3.3 浅水出水

5.5.1.3.4 深水出水

5.5.1.4 调整适当的配重(平静及开放水域)

5.5.1.5 在水面将呼吸管与调节器相互切换(平静及开放水域)

5.5.1.6 水面呼吸管排水及水底调节器排水(平静及开放水域)

5.5.1.7 正确的下潜及上升程序(例如根据水压的变化及时平衡耳朵及面镜的压力)(平静及开放水域)

5.5.1.8 浮力调节

5.5.1.8.1 悬停

5.5.1.8.2 有控制地上升

5.5.1.8.3 有控制地下潜

5.5.1.9 使用潜水电脑表

5.5.1.9.1 数据的阅读及理解

5.5.1.9.2 了解潜水电脑表的功能

5.5.1.10 水下有效使用脚蹼游动,保持正确的水下姿态,并控制中性浮力

（平静及开放水域）

5.5.1.11 部分进水及全部进水面镜排水,包括在水下重新脱戴面镜（平静及开放水域）

5.5.1.12 在水下进行无面镜呼吸不低于 3 分钟（平静及开放水域）

5.5.1.13 潜伴系统知识应用,例如正确的水下手势,保持一臂距离,随时查看潜伴情况（平静及开放水域）

5.5.1.14 使用低压充气阀和吹排气阀口在水底和水面调整 BC 的浮力（平静及开放水域）

5.5.1.15 两种水下调节器寻回的方式（平静及开放水域）

5.5.1.16 正确使用仪表掌握所处深度、水底时长及用当前使用气体的安全极限时间（平静及开放水域）

5.5.1.17 水面移除配重系统

5.5.1.17.1 在平静水域重新穿回

5.5.1.17.2 在开放水域不必重新穿回

5.5.1.18 移除及穿回斯库巴系统

5.5.1.18.1 在平静水域水底进行

5.5.1.18.2 在开放水域水面进行

5.5.1.19 简单的水底导航

5.5.1.20 模拟呼吸不到气体时的上升,并交换角色（平静及开放水域）

5.5.1.20.1 有控制地紧急上升

5.5.1.20.2 用潜伴提供的气源上升

5.5.1.20.3 共生呼吸上升

5.5.1.21 穿全套斯库巴装具,使用呼吸管在水面游动至安全点,至少 50m 距离（开放水域）

5.5.1.22 救援技巧

5.5.1.22.1 拖拽疲倦的潜水员

5.5.1.22.2 抽筋缓解

6.四级潜水员课程

6.1 课程目标

在完成本课程之后,持证潜水员可以:

6.1.1 有效控制中性浮力与水下姿态。

6.1.2 熟练使用脚蹼进行蛙踢式推进和转向。

6.1.3 具备初步的水下导航能力。

6.1.4 能够使用备用气瓶。

6.1.5 没有教练的直接督导下,在与训练条件相似的环境中进行不超过 30m 的潜水。

6.1.6 报名参加三级潜水员课程和专长课程。

6.2 课程要求

6.2.1 已持有五级潜水员证书或其他认可机构签发的相同等级的证书。

6.2.2 标准课程时间为 7 天,可根据教学情况延长。

6.2.3 学员应首先完成潜水员水性测试。

6.2.4 理论课程的总训练时数不低于 8 小时。

6.2.6 平静水域的总训练时数不低于 16 小时。

6.2.7 开放水域的总训练时数不低于 32 小时。

6.2.8 学员应完成 8 次开放水域潜水训练。

6.2.9 训练潜水最大水深不超过 30m。

6.2.10 课程教学应按照上述顺序执行。

6.3 所需装具

一般课程标准中所规定的学员装具。

6.4 课程内容

6.4.1 进阶中性浮力

6.4.1.1 中性浮力技巧的重要性

6.4.1.1.1 渐少产生水下扬尘和降低安全风险

6.4.1.1.2 减少疲劳,减少所需的活动量

6.4.1.1.3 减少空气用量,增加在水底的时间

6.4.1.1.4 拍摄照片及视频

6.4.1.2 浮力的要素

6.4.1.2.1 附加的装具(备用气瓶、备用装具、潜水灯等装具)

6.4.1.2.2 潜水时,空气的消耗造成重量改变

6.4.1.2.3 肺与浮力补偿装置的使用。当通过肺部调节浮力时,千万注意不可憋气,且要留意深度的改变

6.4.1.2.4 浮力补偿装置与干式防寒衣的使用

6.4.1.2.5 保持体能在最佳状态

6.4.1.2.6 呼吸的方式及技巧

6.4.1.2.7 压力的变化造成潜水衣被压缩,从而改变了潜水衣的浮力

6.4.1.2.8 配重－铅块的位置及分配会产生哪些影响

6.4.1.2.9 保持装具呈流线型

6.4.1.2.10 保持身体呈流线型(身体姿势)

6.4.2 深潜

6.4.2.1 潜水表和潜水电脑表

6.4.2.1.1 潜水表和潜水电脑表的历史

6.4.2.1.2 免减压时限

6.4.2.1.3 根据你的潜水电脑进行减压程序

6.4.2.1.4 安全停留

6.4.3.1.5 离岸流

6.4.3.2 自然导航

6.4.3.2.1 水下地形

6.4.3.2.2 深度

6.4.3.2.3 光照量

6.4.3.2.4 离岸流

6.4.3.2.5 海流

6.4.3.2.6 水下物体,岩礁、沉船等

6.4.3.3 指北针

6.4.3.3.1 类型

6.4.3.3.2 模拟

6.4.3.3.3 数码

6.4.3.3.4 特征

6.4.3.3.4.1 罗盘准线

6.4.3.3.4.2 斜视窗

6.4.3.3.4.3 发光刻度盘

6.4.3.3.5 使用指北针

6.4.3.3.5.1 直线型

6.4.3.3.5.2 正方形

6.4.3.3.5.3 三角形

6.4.3.4 估算水下距离

6.4.3.4.1 踢水周期

6.4.3.4.2 时间

6.5 结业要求

完成本课程教学后,学员可以顺利完成下列内容:

学员应完成 8 次开放水域潜水训练,展现出良好的进阶中性浮力,顺利完成深潜和水下导航科目。教练应对学员的各项技能进行综合评估,判断学员是否达到了课程结业要求。

7.三级级潜水员课程

7.1 课程目标

在完成本课程之后,持证潜水员可以:

7.1.1 对于在潜水过程中的紧急情况具备基本应对能力。

7.1.2 能在第一时间对人员进行救援和紧急救护。

7.1.3 具备熟练的水下导航和基础搜索技能。

7.1.4 掌握低能见度潜水的技能。

7.1.5 有资格报名参加二级潜水员课程。

7.2 课程要求

7.2.1 已持有四级潜水员证书或其他认可机构签发的相同等级的证书。

7.2.2 标准课程时间为 7 天,可根据教学情况延长。

7.2.3 学员应首先完成潜水员游泳技能考核。

7.2.4 理论课程的总训练时数不低于 16 小时。

7.2.6 平静水域的总训练时数不低于 16 小时。

7.2.7 开放水域的总训练时数不低于 24 小时。

7.2.8 学员应完成 6 次开放水域潜水训练。

7.2.9 训练潜水最大水深不超过 30m。

7.2.10 课程教学应按照上述顺序执行。

7.3 所需装具

一般课程标准中所规定的学员装具。至少携带一个切割工具。

7.4 课程内容

7.4.1 潜水意外的发生原因及预防

7.4.1.1 压力和心理因素,例如:自己和他人的惊慌征兆

7.4.1.2 身体状况

7.4.1.3 装具

7.4.1.4 水面溺水综合征

7.4.2 潜水救生

7.4.2.1 自救

7.4.2.2 潜水员的协助

7.4.2.3 水面及水下救援

7.4.2.4 运送方法

7.4.2.5 水中人工呼吸

7.4.2.6 船和海边的出水技巧

7.4.2.7 CPR 和 AED 急救

7.4.2.8 急救吸氧操作

7.4.3 减压病的伤害和处理

7.4.3.1 再加压舱的相关信息

7.4.3.2 再加压舱的位置和交通方式

7.4.3.3 事故报告

7.4.3.4 责任和相关法律方面的考虑

7.4.4 在水面上辨识及协助一名有完整潜水装具的潜水员,并模拟下列
情况:

7.4.4.1 呼吸困难

7.4.4.2 疲倦

7.4.4.3 腿抽筋

7.4.4.4 恐慌的早期症状

7.4.5 从大约 6m 水深的地方将模拟昏迷的潜水员带回水面上。

7.4.6 在水面上将昏迷的潜水员从 50m 距离的地方带回岸边或船上,并模拟水中呼吸救援。

7.4.7 成功到达船边或岸边后,在一名助手的协助下将潜水员从水中拖出。

7.4.8 急救相关技能。

7.4.9 撰写事故报告。

7.5 结业要求

完成本课程教学后,学员应顺利完成下列内容:

7.5.1 完全掌握必修课程中所有水下、水面救援技巧。

7.5.2 能够应对各种紧急突发情况。

7.5.3 熟练掌握 CPR 实际操作。

7.5.4 熟练掌握基础急救操作。

7.5.4 能够配合参与其他潜水事故现场的救援工作。

8.二级潜水员课程

8.1 课程目标

在完成本课程之后,持证潜水员可以:

8.1.1 掌握最高级别潜水员的理论知识和潜水技能

8.1.2 协助教练教授获得认可的潜水课程。对获得认证的潜水员进行监督指导

8.2 课程要求

8.2.1 持有救援潜水员证书或其他认可机构签发的相同等级的证书。

8.2.2 40 次开放水域潜水记录。

8.2.3 年满 18 周岁。

8.2.4 理论及水中技巧课程不低于 40 小时；在教练的直接监督指导下参与权限内的教学实习不低于 30 个小时。

8.2.5 拥有夜潜/低能见度潜水、深潜和导航潜水经验。

8.2.6 学员应完成潜水长游泳技能考核。

8.3 所需装具

一般课程标准中所规定的教练装具。

8.4 课程内容

8.4.1 标准和程序

8.4.2 应急救援与公共安全潜水发展介绍

8.4.3 潜水长的职业道德及专业技术

8.4.4 CDSA 系统的使用及潜水长要求

8.4.4.1 学员注册程序

8.4.5 理论知识学习

8.4.5.1 装具

8.4.5.2 潜水物理学和生理学

8.4.5.3 潜水医学

8.4.5.4 使用潜水计划表和潜水电脑表

8.4.5.5 潜水环境

8.4.5.6 潜水计划与管理控制

8.4.5.7 潜水课程中常见问题及处理

8.4.5.8 水下及水面上的沟通

8.4.5.9 潜水员的援助

8.4.5.10 避免空气用尽及紧急情况的发生

8.4.5.11 船潜的步骤

8.4.5.12 海岸／沙滩潜水的步骤

8.4.5.13 夜潜的步骤

8.4.5.14 意外事故的处理

8.4.5.15 急救装具使用及急救处理

8.4.5.16 填写事故报告

8.4.5.17 特殊装具使用(如紧急供氧设备)

8.4.6 潜水领导能力

8.4.7 协助教练教学

8.5 结业要求

完成本课程教学后,学员可以顺利完成下列内容:

8.5.1 潜水长职能及示范作用

8.5.1.1 准备与计划

8.5.1.2 潜水前简报与潜水后总结

8.5.1.3 团体管控

8.5.1.4 问题的识别与解决

8.5.1.5 潜水装具的组装与拆卸

8.5.1.6 装具检查

8.5.1.7 入水／出水

8.5.1.8 潜伴潜水的技术

8.5.1.9 配重调整及浮力控制

8.5.1.10 呼吸管和调节器排水

8.5.1.11 调节器排水与巡回

8.5.1.12 有控制地下潜与上升

8.5.1.13 潜泳

8.5.1.14 面镜排水

8.5.1.15 配重带脱着

8.5.1.16 空气用尽紧急情况的替代方案

8.5.1.17 装具保养与维护

8.5.1.18 熟练地进行水底导航

8.5.1.19 展示对水面浮力信标（SMB）的使用

8.5.1.20 急救装具的使用及急救流程的计划、实施

8.5.2 开放水域的要求

8.5.2.1 潜水长课程应进行 10 次以上的开放水域训练，水深不超过 30m 。

8.5.2.2 学员应有 60 次以上的潜水记录，其中的 30 次潜水要尽可能地在各种不同环境下进行。

8.5.2.3 在最少 3 次的开放水域潜水活动中，向一名教练展示潜水计划、团体监管及问题解决的技能。

8.5.2.4 以潜水长的水准演示之前课程需要的所有技能。

8.5.3 教练应对潜水长学员的下列技能进行评估。

8.5.3.1 完成潜水长理论考试。达到 80％以上的正确率，并通过讨论和复习最终达到 100％的理解。

8.5.3.2 完成所有水中要求。

8.5.3.3 向教练展示解决潜水常见问题的能力。

8.5.3.4 对潜水的计划和执行展示出成熟正确的判断。

8.5.3.5 在各种环境中担当潜水长的职责。

8.5.3.6 潜水长学员必须完成下列课程要求。

8.5.3.6.1 完成一次完整的模拟持证潜水员潜水导游。

8.5.3.6.2 教授浮潜课程。

9.一级潜水员课程

待定

10.潜水指挥课程

待定

一般课程标准中所规定的教练装具。

10.4.1 标准和程序

10.4.2 CDSA 的历史

10.4.3 CDSA 系统的使用及教练要求

10.4.3.1 学员注册程序

10.4.3.2 保险的选择

10.4.3.3 填写事故报告

10.4.4 应急救援与公共安全潜水营销及推广

10.4.5 教练职业道德

10.4.6 潜水物理学和生理学

完成此本课程教学后,教练候选人可以顺利完成下列内容:

10.5.1 理论课程

10.5.1.1 至少要进行:

10.5.1.1.1 两次课堂(理论)教学

10.5.1.1.2 两次平静水域课程理论

10.5.1.2 展示对以下项目的准备、计划及管控:

10.5.1.2.1 潜水管理

10.5.1.2.2 潜水活动

10.5.1.3 熟练展示一次完整的模拟救援过程。

10.5.1.4 教练游泳技能考核。

10.5.2 平静水域

10.5.2.1 教练学员必须以教练水准展示五级潜水员课程中列出的所有技能。

10.5.2.2 平静水域问题的解决。

10.5.3 开放水域

10.5.3.1 教练学员必须以教练水准展示五级潜水员课程中列出的所有技能。

10.5.3.2 开放水域问题的解决。

10.5.4 教练课程考试

10.5.4.1 完成教练理论考试,达到90%以上的正确率,并通过复习最终达到100%的理解。

10.5.4.2 完成所有水中技能要求。

10.5.4.3 一次课堂(理论)教学,课程时间至少为15分钟。

10.5.4.4 一次平静水域课程。

10.5.4.5 一次开放水域课程。

潜水勤务规则

潜水是在潜水主管的认可下由潜水监督合理组织的。

一、潜水员的职责和任务

空气潜水员应能胜任作业深度较大和作业复杂的潜水工程。至少能胜任本单位空气潜水的水下作业任务,一般应具备以下要求:

1.掌握空气潜水基本理论知识;

2.能正确使用和维护自携式、通风式和水面需供式三类装具;

3.在各种情况下能安全而熟练地进行 60m 以上的潜水;

4.能进行一般水下工程作业,会使用水下工具和水下手提式动力工具;

5.会使用各种潜水员通信系统;

6.正确使用、操作和维护各种空气潜水设备;

7.通晓空气潜水应急程序及实施方法;

8.能识别减压病等一般潜水疾病的症状;

9.会进行一般伤员的急救,人工呼吸和胸外心脏按压;

10.会使用减压表和治疗表,在潜水长指导下能操作减压舱实施潜水减压和治疗减压病;

11.掌握一定的船艺技能;

12.能看懂海图,会应用潮汐表、潮流图、工程图;

13.能进行水下一般勘测任务并提出报告;

14.熟悉潜水作业各种水面保证工作,胜任照料员和援救潜水员的工作。

当潜水员不进行水下作业时应服从分配,履行潜水队水面人员各项职责。

（一）潜水队水面人员职责

1.必须坚持岗位,听从指挥,熟悉和遵守与自己有关的潜水安全规则,认真及时汇报工作。

2.管理好信号绳和脐带,为潜水员提供妥善照料,保证信息畅通,联系及时、正确。

3.遵守设备管理制度和设备程序,保证作业现场一切设备安全运转。

4.各种岗位明确,协调一致,记录正确,严格遵守规则,程序化安全控制潜水各过程,做好生命保障工作。

5.水面照料员要确认其是持有有效的类型相同的合格证书的潜水员。

（二）接受考核,定期或不定期体检。

潜水员培训必须由具有潜水员培训许可证的单位进行培训考核。并规定每年年审一次,主要包括技术审查和体格审查。在大深度潜水作业队伍组织前或每次大深度潜水前,潜水员均应不定期体检,确认潜水员为适潜潜水员。

（三）潜水员必须携带潜水员证书、特种技能证书和个人潜水员记录簿。

特种技能证书的取得必须经特种技能培训并经考核合格者。如:无损探伤、水下电焊、水下爆破等。

（四）在感觉不适、认为不能胜任水下任务和已下水因故需立即出水时,有权力向潜水长提出请求,停止或中止潜水。

（五）潜水员水下作业时,接到水面上升指令,必须立即停止工作,整理好脐带、信号绳和工具后上升出水,无特殊情况不得延误。如有特殊情况,应请示潜水长并得到同意。

（六）潜水员必须沿入水绳或导索下潜、上升出水。水下行走必须经上方越过或绕过障碍物,切勿穿越。必须遵循往返途径一致的原则。

（七）潜水员从事水下不同潜水作业,必须遵循不同作业的特殊安全操作规范和注意事项。

如冲泥、大坝堵漏、闸门、阀门、入水口检修、水下爆破、沉船救助打捞、重物吊除、电焊电割、寒冷环境、高海拔潜水等。

（八）每班或每次作业完毕，认真填写潜水员记录簿，签名后送交值班潜水长审查、签证，并妥善保管。

这是潜水员个人经历和积累经验的证据。

（九）严明安全纪律，遵守潜水规则，严格实行作业程序，及时汇报工作。

杜绝一切违规和非程序化作业，特别应强调未经值班潜水长允许，不得随意变动设备装具部件位置和解除安全绳，不得擅自进入危险水区和水下封闭空间冒险作业等危及自身安全的违章作业。

（十）预备潜水员必须着装待命，随时可以下潜执行水下应急援救。

二、潜水勤务人员的职责

潜水队人员的主要职责分工如下：

1.潜水监督，负责潜水作业现场的全面工作；

2.潜水长，负责分工范围内的潜水指挥；

3.潜水员，负责水下作业工作；

4.预备潜水员，负责水下救护工作；

5.信号员，负责掌管信号绳及记录工作；

6.必要时派潜水医生，负责潜水作业现场的医务工作、潜水减压及减压病的治疗工作。

使用通风式潜水装具进行潜水作业时，根据任务的性质合理地组织人员，并明确分工，是保证潜水作业人员安全和顺利完成任务的最基本要素。潜水作业通常是以潜水小队或潜水组为单位组织实施。一般是根据潜水工作任务的大小、要求完成任务的时间及作业区的环境条件来确定参加作业人员的数量。潜水工作量大、时间要求紧、作业区允许几个潜水小组同时开展作业时，可组成潜水队进场作业(潜水队可由多个潜水小组所组成)。如果潜水工作量小,可组成潜水组进场作业。

在实际工作中,可根据参加潜水作业现场实际情况调整所需人员。必要时,可派一名潜水医生负责潜水作业现场的潜水医学保障工作。只有一个潜水组进场潜水作业时,潜水长和潜水监督可由一人兼任。

潜水监督直接对项目主管负责,通过各值班潜水长全权指挥潜水队进行潜水作业。潜水监督要贯彻执行潜水条例、潜水规则和潜水方案,设法完成潜水作业任务计划,保证潜水作业人员的安全与健康。

潜水长除负责现场指挥全组人员进行潜水作业外,还应对潜水员的安全负责,督促本组人员严格遵守安全操作规程,包括从装具准备、检查、穿戴、下潜到整个工作过程中的每一步骤。对装备的检查,特别强调应督促本组人员仔细、认真、一丝不苟进行;当潜水员在水下时,应随时注意供气设备的工作情况;定时询问潜水员的主观感觉,了解其工作进展情况;随时注意观察潜水地点周围环境的变化,并采取必要的安全措施,使潜水员安全潜水。同时负责将潜水作业情况记录在潜水日记上。当潜水长必须进行潜水作业时,应征得潜水监督许可,并指定有潜水长资格的潜水员代理指挥,方可进行潜水。

信绳员是潜水员的主要辅助人员,负责照管潜水装具的穿戴和脱卸,妥善而正确地协助潜水员下潜和上升,迅速无误地用信号绳传递潜水员所需工具和传达信号。信绳员应特别注意与下潜潜水员的安全有关的一切情况。信号绳握在手中要松紧适度,过松容易在水中绞缠,太紧影响潜水员在水下的行动,操作受到牵制。信号绳无论松放或收紧,速度均不宜太快。要从信号绳中始终能感觉出潜水员的水下动态。在潜水员浮出水面,没有登上潜水梯脱下头盔以前,信绳员不能擅自松脱手中的信号绳。

电话员以电话与潜水员直接取得联系。在保证潜水员的安全和工作协调配合上,电话联络比信号绳联络有更大的优越性。电话员要求由熟悉水下作业情况的人员担任。电话员还要做好记录工作,准确记录下潜时间、深度、水下停留时间,监督减压程序。电话员不能擅离职守,应随时传达对潜水员的指令并监督其执行情况。注意倾听水下潜水员的答话和报告,并有针对性地询问他的主观感觉。电话员可根据水下潜水员的呼吸节律判断他的状况。注意力集中的电话员,常可根据潜水员在水下自言自语的习惯了解他的工作情况,给予适当的提醒或劝告。譬如潜水员过度疲劳时,应提醒他适当休息。但询问不宜过多,以免使潜水员分散注意力,干扰他的工作。如果电话发生故障,应通知信绳员让潜水员上升出水。在无法用潜水电话的情况下,只能利用信号绳传递信号。有时,也由信绳员或其他人员兼任电话员的工作。

扯管员要和信绳员动作协调地松放或收拉潜水软管。收拉胶管的速度要均匀,并与放出的信号绳长度约略相等。在任何场合下绝不可将潜水软管一圈圈地抛入水中。潜水软管要握在手中慢慢松出,并根据潜水员的工作情况放出或收拉潜水软管。要从潜水软管的力量上感觉出潜水员在水下的动态。要积极配合信绳员做好潜水员的下潜和上升工作。当工作中发现潜水软管有不正常情况时,应立即通知信绳员,以便及时采取必要措施。在潜水员攀上潜水梯但未脱下头盔以前,潜水软管不能随便离手任意搁置一旁。